CERC

Crisis and
Emergency
Risk
Communication

クライシス・
緊急事態
リスク
コミュニケーション

危機下において
人々の命と健康を
守るための
原則と戦略

蝦名玲子 著

大修館書店

推薦の言葉

　本書は，緊急事態が発生した危機下における効果的なリスクコミュニケーションについて，米国 CDC（疾病管理予防センター）が開発した「クライシス・緊急事態リスクコミュニケーション（CERC）」をもとに解説した書籍である。

　今般の新型コロナウイルス感染症（COVID-19）への対応において，2020 年の 2 月以降，リスクコミュニケーションの一端を担ってきた者として，その重要性は十分に理解していると同時に，「緊急時におけるリスクコミュニケーションは難しい」というのが，私の強く感じた正直な思いである。感染症対策の専門家として「伝えたい情報が，なかなかうまく国民に伝わらない」「危機感が共有できない」こうしたもどかしさを，これまでの間，幾度となく経験してきた。このような自分の経験を振り返りながら本書を一読してみると，さまざまなヒントを与えてくれる内容であった。

　私も構成員の一人であった「新型コロナウイルス感染症対策専門家会議」が，2020 年 6 月 24 日に公表した「次なる波に備えた専門家助言組織のあり方について」の冒頭で述べているように，「我が国では，近年，新しい感染症による深刻な打撃に直面して来なかったため感染症に対する危機管理を重要視する文化が醸成されてこなかった。」

　今回の新型コロナウイルス感染症の問題が起こる以前に，感染症がこれほどまで社会の広範囲に，しかも長期間にわたって甚大な影響を及ぼすという危機意識をもっていた人が日本にどれほどいただろうか。

　感染症対策は，感染症が発生する前の平時から，さまざまな事態を想定して対応や体制を事前に計画・準備しておくことが基本である。同じように，緊急時のリスクコミュニケーションについても，それを担う組織やスポークスパーソンのトレーニングなど体制を整えておくことやメディアとの連携の構築を含めて，平時における事前準備が欠かせない。わが国では，その必要性は提言されてきたものの，これまで実現されることはなかった。その背景の一つとして，どのような準備をすればよいのかがわからないということもあったのではないだろうか。

　本書は，このような状況の改善に向けて，重要な提言をなす。緊急事態が発生した危

機下においては，状況もリスク評価の結果も時々刻々と変わり，平時のリスクコミュニケーションとは異なる対応が求められる。そうした事態に備えて事前にどのような準備が必要なのか，また危機が発生した際には「初動期」「維持期」「解決期」と時系列に沿ってそれぞれの段階でどのようなコミュニケーションが求められるのか，その原則や戦略が示されている。

　本書をきっかけにして，今度こそ，この事態の教訓を次の危機への対応に活かすべく，社会全体で議論が起こり，感染症や災害などの危機管理を重視する文化が醸成され，平時から危機に備えた不断の準備がなされるような社会に進んでいくことを期待している。そのためにも，私たち専門家はもちろんだが，情報を発信する政府や政治家の方々，その情報を伝えるメディア関係者，そして情報の受け手である一般の市民の皆さんにも，ぜひ手にとってほしい一冊として本書を推薦する。

2020 年 8 月

独立行政法人　地域医療機能推進機構　理事長

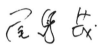

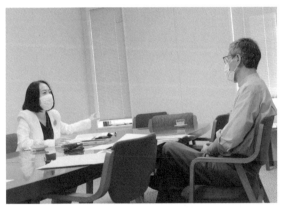
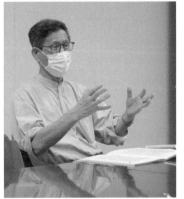

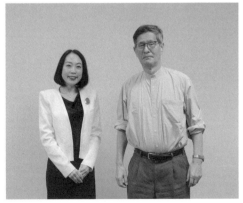

（2020 年 8 月下旬におこなわれた，尾身茂氏と筆者による会談時の様子）

はじめに

1 緊急事態発生時に，情報提供をしていても人々の不満や不信感が高まるのは，なぜ？

　COVID-19（新型コロナウイルス感染症）のパンデミックや福島第一原子力発電所事故等，その種類にかかわらず，公衆衛生上の緊急事態が起こると，情報提供をしていても人々の不満や不信感が高まるということが起こる。

　なぜか？

　それは不確実な状況下，しかも厳しい時間的な制約があるなかで，「情報収集」「情報発信」「オペレーション支援」「連絡調整」といった関係機関や住民とのコミュニケーションを同時進行でおこなうことは，至難の業だからである。

　また，緊急事態発生時には，情報が少なく適切なリスク評価ができないことや，時間の経過とともにリスク評価が変わることが少なくない。そうしたなかでは当然，リスクやその管理方法についての説明内容も変わるわけだ。うまく説明しないと，人々は矛盾を感じ，情報提供者に対して疑いを抱くようになる。すると，「あの時の発言と異なるではないか」という批判へとつながり，情報提供者としての信用と信頼を失いかねない。

　さらに，緊急事態発生時には，人は情報を単純化して理解する傾向にある。それは，緊急事態が起こると，脳は様々な判断をしなくてはならないため，疲れやすくなるからだ。脳が疲れると，人は熟考するより「直感」で物事を判断しやすくなるため，情報を単純化して理解してしまうのである。また，緊急事態により恐怖や不安が高まることも多いが，こうした強い感情は，情報を取り入れ，理解するのを難しくするものである。

　例えば，2020年にパンデミックになったCOVID-19が国内でも流行するなか，「①換気の悪い密閉空間，②多数が集まる密集空間，③間近で会話や発声をする密接空間」の"3密"の条件のそろった場所で，COVID-19のクラスター（感染者集団）が発生するリスクが高いことがわかったため，これら"3密"の条件が重なる場所を避ける行動が促された。ところが，"3密"の条件を熟考するというより，病院を含めクラスターが発生したと報道された場所が危ないと理解し，そうした場所を避け，風評被害をもたらす行動をとる住民がいたのは，直感的な判断のあらわれである。

こうしたことに加え，解決に向けた道のりにおいて，安全のために自宅に戻らずに避難所にいることや，休業し経済的に不安な状況下で生活すること等，人々に完璧とは言えない選択を受け入れてもらわなくてはならないことも少なくない。

　このため，状況やリスクについてわかったことや緊急事態対策本部会議で決まった内容等をただ一方的に伝えていると，うまく理解してもらえず，情報提供をしているのに人々の不満や不信感が高まってしまうのである。

2　わが国で，緊急事態におけるリスクコミュニケーション体制が構築されないのは，なぜ？

　緊急事態発生後，人々の不満や不信感が高まると，そのたびにわが国ではリスクコミュニケーションの必要性が指摘される。ところが，実際に体制が構築されるわけでもなく，緊急時には同じことが繰り返される。

　必要性はわかっているのに，なぜ改善されないのか？

　それは，緊急事態におけるリスクコミュニケーションについてあまり知られておらず，どのような準備や実践をしたらよいのかがわからないからだろう。そもそも，リスクコミュニケーションと一口に言っても，緊急事態発生時のリスクについての説明は，平時とは比較にならないほど難しい。

　厳しい時間的な制約があり，情報も不十分ななかで，リスクやその管理方法についての説明をしなくてはならず，加えて，時間の経過とともに変化する状況に合わせてリスク説明の内容も変わるというのは，緊急事態発生時ならではの特徴である。

　そうしたなか，以下のことがわからないから，緊急事態発生時に適切なコミュニケーションをとるための準備も実践もしようがないのではないだろうか？　（これらの質問の答えは「おわりに」の94頁参照）

・時間の経過とともに，状況や，リスクやその管理方法についての説明内容が変わるなかで，人々に矛盾を感じさせることなく，一貫性をもって説明するためには，どうしたらよいのか？
・不確実なことが多いなかで，誰が，いつ，何を伝えたらよいのか？
・緊急時には情報を単純化して理解し，直感で判断しやすくなるが，そうした状態の人々に，どのように説明したらよいのか？
・緊急事態発生直後の初動期と，緊急事態の最中ではあるが少し状況が落ち着いた維持期に，人々が必要とするリスク情報の違いとは？
・緊急事態発生時に適切なコミュニケーションをとるために，平時にどのような準備をしておけばよいのか？

3　クライシス・緊急事態リスクコミュニケーション（CERC）

こうした難しい緊急事態におけるコミュニケーションには，心理学やコミュニケーション科学，マネジメント分野の研究，緊急事態に対応した過去の学び等の知識がなければ，太刀打ちできない――。

2001年の9・11米国同時多発テロやその直後に起きた炭疽菌によるバイオテロ以降，そのことを強く感じた米国疾病予防管理センター（CDC）は，2002年に，これらの学問分野のエビデンス（科学的根拠）に基づき「クライシス・緊急事態リスクコミュニケーション（Crisis and Emergency Risk Communication; CERC）」を開発した。

CERCとは，緊急事態による厳しい時間的な制約があるなかで，命と健康を守る最善の意思決定をするのに必要な情報を人々に提供するコミュニケーションのプロセスのことである。新興感染症のアウトブレイクや原発事故，自然災害やテロ等，緊急事態の種類にかかわらず，状況は時間の経過とともに変化するが，その時系列に応じて，被災者，医療従事者をはじめとする現場の対応者，メディア等，各関係者に，効果的に説明や説得をおこない，命や健康を守るための最善の意思決定ができるようにエンパワーしていくことを目的としている。解決に向けた道のりにおいて，理不尽に感じるような，完璧とは言えない選択を受け入れるように人々の理解と協力を得なければならないことも多いが，CERCの原則や行動戦略を意識することで，情報提供者としての信用と信頼を獲得でき，そうした選択をも受け入れてもらいやすくなるのだ。

4　本書の目的＝CERCを理解し，日本の現場で活用できるようになること

そこで本書では，緊急事態対応を担う読者が，適切なコミュニケーションがとれるようになるために知っておきたいCERCの概念や理論，実践方法を，日本の現場に合わせた形にして解説していく。

米国CDCはCERCマニュアル[1]を作成しているが，本書はその翻訳書ではない。理由は，米国と日本とでは公衆衛生活動の土壌や文化，制度や体制，コミュニケーションのとり方等が異なるからだ。

COVID-19のパンデミックを例にとろう。2020年8月1日時点のCOVID-19による累計死亡者数は，米国で153,311人（人口10万人当たり46.5人）であったのに対し，日本では1,008人（人口10万人当たり0.8人）であった[2]。米国と比較して，わが国でなぜ死亡者数を低く抑えられたかについては諸説があるが，医療アクセスのよさや公衆衛生水準の高さ，国民の衛生意識の高さやマスク着用の習慣，他人の目を気にする文化等は理由の1つと言えよう。他方で，米国では，緊急事態の指令をCDCが受けると，一度に230人が座れるCDCの緊急事態オペレーションセンター（1人1台ずつのPCと電話が用意されている）にトレーニングを受けた専門家が集まり，政府が公衆衛生上

の脅威について理解し対応できるように，1日24時間365日体制で，情報や資源を収集・調整し，コミュニケーションをとるしくみがあるが，わが国にはこのようなしくみはない。

こうした様々な違いがあるため，マニュアルを翻訳するだけでは現場で活用しにくいと判断し，参考とさせていただく程度にした。実際CDCも，制度や文化的違いから他国においてマニュアルをそのまま使うことを推奨していない。

本書は，政府，自治体，保健所，病院，企業等，様々な大きさ・形態の組織で働く読者が，CERCの概念や理論的枠組みに応じた戦略を理解し，緊急時に適切なコミュニケーションがとれるようになることを目的にしている。CERCをそれぞれの状況や立場に合った形でうまく応用し，緊急時に人々の理解と協力を得て，被害の拡大を防ぎ，多くの命と健康を守ることこそが重要だからだ。

ここで筆者の経歴も紹介しておこう。筆者は，1990年代後半，人々の恐怖感情をコントロールするメカニズムを解いたリスクコミュニケーションモデルとして知られているThe Extended Parallel Process Model（57頁参照）を開発したKim Witte教授（米国ミシガン州立大学大学院）に師事した。CERCができる直前の話だ。当時は，ヘルスコミュニケーションやリスクコミュニケーションの学問体系が構築され始めた時期で，教授はCDCのエキスパートコンサルタントも務められていた。つまり，筆者は幸運なことに，本分野の発展の歴史を肌感覚で学ぶことができたわけだ。

そして帰国後は，約20年にわたりヘルスコミュニケーションスペシャリストとして日本の官公庁とともに保健事業に取り組み，東日本大震災後は日本公衆衛生学会主催公衆衛生活動の遂行能力向上セミナーや日本栄養士会災害支援栄養チームリーダー育成研修をはじめ，緊急事態におけるリスクコミュニケーションの支援者教育に取り組んできた。また，クロアチアで旧ユーゴ紛争生存者研究や支援活動，「公衆衛生上の緊急事態におけるリスクコミュニケーション」（アジア欧州財団・ノルウェー総合研究審議会主催，日本外務省協賛）の国際会議への招聘等，グローバルな活動もおこなってきた。

こうした研究・実践経験を踏まえ，本書では，CERCを日本の現場で活用できるように紐解く。COVID-19や福島第一原子力発電所事故といった我々にとってなじみ深い事例を用い，また役立つ関連理論や概念等も紹介し，理解を深められるようにした。さらに，近年ソーシャルメディアの存在は無視できないが，緊急事態においていかに活用し，従来型メディアとどう使い分けをしたらいいのかについても説明した。

CERCは，人々の理解と協力の獲得，批判への対応，噂のコントロール，メディア対応等に役立つことが確認されている[3]。CERCを意識することで，混乱した状況下でも，時系列の段階に応じて求められるコミュニケーションを予測できる。このため，秩序をもって対応し，人々にも秩序を感じさせ，情報提供者としての信用と信頼を獲得し，最善の意思決定へとつなげられやすくなるのだ。

　住民の命や健康を脅かす緊急事態において，情報提供をしなければならないすべての人々に，本書を役立てていただけたら幸いである。

引用・参考文献

1）Centers for Disease Control and Prevention. CERC Manual. U.S. Department of Health and Human Services. 2018.
2）死亡者数と人口は以下のデータを活用。
　・COVID-19 Dashboard by the Center for Systems Science and Engineering（CSSE）at Johns Hopkins University（JHU）https://coronamap.org/（2020 年 8 月 1 日アクセス）
　・United States Census Bureau. U.S. and World Population Clock.（2020 年 7 月 31 日の人口）https://www.census.gov/popclock/（2020 年 8 月 1 日アクセス）
　・総務省統計局．人口推計（令和 2 年（2020 年）2 月確定値，令和 2 年（2020 年）7 月概算値）（2020 年 7 月 20 日公表）http://www.stat.go.jp/data/jinsui/new.html（2020 年 8 月 1 日アクセス）
3）National Consortium for the Study of Terrorism and Responses to Terrorism. Understanding Risk Communication Theory: A Guide for Emergency Managers and Communicators. A Department of Homeland Security Science and Technology Center of Excellence Based at the University of Maryland. 2012.

目次

第3章　緊急事態発生直後の初動期：Initial　35

第4章　維持期：Maintenance　51

第5章　解決期：Resolution　67

第6章　メディア・ソーシャルメディアとのつきあい方　81

クライシス・緊急事態リスク
コミュニケーション（CERC）

クライシス・緊急事態リスクコミュニケーションの概念と理論的枠組み

　緊急事態が発生したら，不確実な状況下，しかも厳しい時間的な制約があるなかで，関係機関や住民に効果的に説明や説得をおこない，理解と協力を得て，命と健康を守るための最善の意思決定へとつなげていかなくてはならない。本章では，そのために知っておきたい「クライシス・緊急事態リスクコミュニケーション（CERC）」の概念と理論的枠組みを解説する。

1. クライシス・緊急事態リスクコミュニケーション（CERC）の背景とその概念
2. CERC の 6 原則
3. 理論的枠組み：CERC リズム

1 クライシス・緊急事態リスクコミュニケーション（CERC）の背景とその概念

　新興感染症のアウトブレイク，地震や津波といった自然災害，原発事故やテロ等，緊急事態が起きたときのコミュニケーションは難しい。不確実な状況下，しかも厳しい時間的な制約のあるなかで，情報を収集・提供し，命と健康を守るための行動を促し，対応について説明し，人々の理解と協力を得なければならないからである。また，完璧とは言えない選択を受け入れてもらわなくてはならないことも少なくないため，難しくて当然だ。

　こうした恐怖や不安，怒り，不満や不信感が高まりやすい状況においては，心理学やコミュニケーション科学，マネジメント分野の研究，過去の緊急事態への対応からの学び等の知識が不可欠である。そこで 2002 年，米国疾病予防管理センター（CDC）は，これらの学問分野のエビデンス（科学的根拠）に基づき，「クライシス・緊急事態リスクコミュニケーション（Crisis and Emergency Risk Communication; CERC^{サーク}）」を開発した。本章では，CERC について，その概要や関連概念を解説する。

　なお，CERC において，緊急事態（emergency）とは，自然災害，人為的な破壊，感染症のアウトブレイク，有害な生物兵器や放射性物質，化学薬品への曝露を含む，生命，健康，インフラにリスクをもたらす公衆衛生上の出来事やインシデントのことを指す[1]。緊急事態にクライシス（危機）と災害が含まれると位置づけているため，本書でも同様の扱いとする。

1-1 クライシス・緊急事態リスクコミュニケーション（CERC）とは

　クライシス・緊急事態リスクコミュニケーション（Crisis and Emergency Risk Communication; CERC）は，緊急事態による厳しい時間的な制約があるなかで，命と健康を守る最善の意思決定をするのに必要な情報を人々に提供するコミュニケーションのプロセスのことである。効果的に説明や説得をおこない，命や健康を守るための最善の意思決定ができるように人々をエンパワーしていくことを目的としている[1]。すべての情報がそろっていない状況で情報を提供し，完璧とは言えない選択を受け入れてもらうことも多い。

　また，緊急事態が発生すると，状況は時間とともに変化する。CERC は，緊急事態発生前の「事前準備期」，発生直後の「初動期」，「維持期」「解決期」という時系列の枠組みに応じたコミュニケーション戦略を示している。時系列の各段階で求められるコミュニケーションを予測しておくことで，混乱のなかでも，秩序を感じながら対応することができ，結果として人々にも秩序を感じさせることができる。

　平易に言えば，CERCとは，人命を左右する緊急事態が発生したときに，厳しい時間的な制約があるなかでも，人々が命と健康を守る最善の意思決定をするための判断基準となるような，「状況」「リスク」「資源」についての情報を提供し，情報提供者としての信用と信頼を獲得し，互いの知識や認識を共有し高め合いながら，理解と協力を得て，「うまく解決できるかもしれない」と希望がもてるような道を歩んでいくためのコミュニケーションのプロセスと言える。そのプロセスには，完璧とは言えない選択を受け入れてもらうことも含まれる。

　CERCは，以下に説明するクライシスコミュニケーションや課題管理コミュニケーションの「緊急時の説明と説得」の要素，リスクコミュニケーションの「意思決定とエンパワメント」の要素を合わせた概念である。予測不可能な緊急事態が起きた際に，迅速かつ適切な形で情報提供するだけでなく，そうした悲惨な状況下であっても命や健康を守るための最善の意思決定を促していくという特徴がある。

　この場合のコミュニケーションの担当者は，通常，緊急事態への対応の結果により影響を受けることになる（つまり，緊急事態への対応を担う）組織の専門家である。

1-2　クライシス・緊急事態リスクコミュニケーション（CERC）の関連概念

　CERCには，以下3つのコミュニケーションの要素が入っている（**表1-1**）。

❶リスクコミュニケーション（Risk Communication）

　リスクコミュニケーションとは，あるリスクについて「それがどのようなリスクなの

表1-1　CERCの関連概念の整理表（文献1より，筆者訳，一部改変）

	クライシス・緊急事態リスクコミュニケーション（CERC）	リスクコミュニケーション	クライシスコミュニケーション	課題管理コミュニケーション
目的	説明，説得，意思決定とエンパワメント	意思決定とエンパワメント	説明，説得	説明，説得
タイミング	予測不可能な緊急事態が発生したとき（厳しい時間的制約がある）	平時や予測可能なとき（時間的な余裕がある）	予測不可能な緊急事態が発生したとき（厳しい時間的制約がある）	予測可能で，公表のタイミングがコントロールできるとき（時間的制約はあるが，調整する時間はある）
担当者	緊急事態への対応の結果により影響を受ける組織の専門家	対応の結果により直接影響を受けることのない専門家	危機の影響を受けた（緊急事態への対応を担う）組織の職員	危機の影響を受けた（緊急事態への対応を担う）組織の職員

エンパワメントとは，人々が健康に影響を及ぼす意思決定や行動をよりコントロールできるようになるプロセスのこと。

か」というリスクの性質，「どの程度のリスクなのか」というリスクのレベル，「そのリスクレベルを軽減・管理するためにどうするか」というリスクの管理方法について，様々な関係者とコミュニケーションをとる方法のことである。

リスク評価とリスク管理についての情報や認識を共有し，信頼関係を築き，健康を守るための最適な意思決定へとつなげていくコミュニケーションが，リスクコミュニケーションである。最適な意思決定ができるように人々をエンパワーすることが目的であるため，「人々がそのリスクをどう捉えているか」といった「リスク認知」に合わせて教育し，人々の行動を健康なものへと変容・形成することが重要なポイントとなる。専門家が，一般の人々にリスク評価の結果やそれに基づく様々な決め事等を一方的に伝えるのではなく，関係者間で情報を交換し合いながら，互いの理解のレベルを高めていくのがリスクコミュニケーションの特徴である[2]。もともとは，情報の表現方法，説得，メッセージ戦略に焦点を当ててきた学問的歴史がある[3]。

この場合のコミュニケーションの担当者は，通常，対応の結果により直接影響を受けることのない専門家である。外部の専門家に委員になってもらい，リスクについて説明したファクトシート等を作成したり，住民や関係者を交えた意見交換会をしたりするようなイメージである。

❷クライシスコミュニケーション（Crisis Communication）

クライシスコミュニケーションとは，組織のコントロールを超えた予測不可能な緊急事態が起きたときに，人々に事実情報を提供するコミュニケーションのプロセスのことである。人命に関わる緊急時においては，正確な情報を迅速に発信することが求められる。情報の内容，形式，タイミングがよければ，被害を最小限に抑えられる可能性が高まるが，それができなければ被害の拡大や状況の悪化につながりかねない。

クライシスコミュニケーションの目的は，予測不可能な緊急事態が発生したときの説明と説得である。これがうまくできないと組織の世評が傷つき，「この組織に緊急事態への対応を任せて大丈夫か？」と，その対応能力について疑問視されてしまう。クライシスコミュニケーションには，イメージや世評・風評被害からの回復に焦点を当ててきた学問的歴史がある[3]。

この場合のコミュニケーションの担当者は，通常，危機の影響を受けた組織の職員である。緊急事態への対応を担う組織のトップや部署のリーダーがスポークスパーソンとなり，住民やメディアに向けて説明・説得することが多い。

❸課題管理コミュニケーション（Issues Management Communication）

課題管理コミュニケーションは，クライシスコミュニケーションに似ている。唯一の違いは，組織がその緊急事態について予め把握していて，それをいつ公表するか，どうやって解決策を示すかを決める時間がある点である。

例えば，ある病院で新興感染症の症例が複数発見され，院内感染の疑いが出た場合，「いつ公表するか」「どのように説明し，解決策を示すか」を決めるための若干の時間があ

るだろう。これが課題管理コミュニケーションの一例である。

　課題管理コミュニケーションは,情報提供者が公表のタイミングを決められるときの,説明と説得を目的としたコミュニケーションを指す。

　この場合のコミュニケーションの担当者は,通常,危機の影響を受けた組織の職員である。緊急事態への対応を担う組織のトップや部署のリーダーがスポークスパーソンとなり,住民やメディアに向けて説明・説得することが多い。

2 CERC の 6 原則

　緊急事態が発生したときに,多くの命や健康を守るためには,情報提供者として信用と信頼を獲得することが,何より重要である。そのためには,以下の CERC の 6 原則が必須となる。情報提供する際にこれらの原則に従うことで,厳しい時間的な制約があるなかでも,命と健康を守る上で最善の意思決定をするために必要な情報を人々に提供することができ,また完璧とは言えない選択を受け入れてもらいやすくなることが確認されている。

　適切なメッセージが,適切なタイミングで,適切な人（スポークスパーソン）から届けられることで,命を救うことができるのである。

　ここに示す 6 原則は,CERC の柱となるものである。適切なコミュニケーションは,信用と信頼を獲得できる。情報発信のスピードと情報の正しさ,透明性で,情報提供者としての信用を獲得でき,共感と尊重の気持ちを示すことで,人々の信頼を得ることができるのである。

原則 1 最初である（Be First）

　緊急事態への対応は,時間が命だ。迅速に情報提供することが極めて重要である。情報がある場合にはそれを即座に提供し,情報がない場合には現在どのように情報収集がなされているか,どのような対応がなされているか等を伝える。情報のすべてがそろうまで,待っていてはいけない。

　メディアの報道や SNS 等の他の情報源から,人々がその緊急事態について知ることになると,その対応を担っている情報提供者としての信用は獲得できない。情報を"最初に",迅速に発信することで,信用できる情報提供者として人々の記憶に残るのである。

原則 2 正しくある（Be Right）

正確な情報は，人々に最善の意思決定をさせられるだけでなく，情報提供者としての信用を獲得するのに不可欠である。

ただし，「正しくある」というのは，必ずしも「情報提供者がすべてを知っていて，常に正しい」ということではない。往々にして緊急事態の発生直後は，わからないことが多いものである。その場合，わかっている事実や状況だけでなく，現在何がわからなくて，わからないことを解明するために，誰と協力して何がなされているか等，透明性をもって伝えることが重要である。

また，緊急事態の発生直後に発信した情報が，時間が経過するごとに状況に適さなくなることもある。その場合には，「状況が変化し，以前お伝えしていたことが現在の状況には適さなくなった」「新たなエビデンスが得られ，以前おすすめしていた行動が，実は不適切だったことがわかった」等と，まずそのことを認めた上で，新たにわかった最新情報を提供し続けることが必須である。

原則 3 信用される（Be Credible）

緊急事態への対応において，「正直さ」と「誠実さ」を妥協してはいけない。「原則2：正しくある」で，わからないときには正直にわからないことやその解明のために何をしているかを説明したり，不適切さや誤りに気づいたときには誠実さをもってそれを認め，最新情報を提供し続けたりすることが重要であることを述べた。なぜこうしたことが大切かと言えば，それは情報提供者として信用されるためである。情報収集の様子を含め，対応のプロセスを透明性をもって示すことで，信用してもらえるだけでなく，人々に解決への道のりをともに歩む一員と感じてもらうこともできる。

人々がパニックになること等を恐れ，一部の情報を非公開にすることは多いが，重要な情報は必ず公開しなくてはならない。なぜなら，情報を非公開にされ，何が起こっているのかが不明確である方が，"悪い真実"を伝えられるより，人々の恐怖や不安は高まるものだからだ。また，後から，実は情報があったのにそれを非公開にしていたことがわかると，情報提供者としての信用は失われる。

さらに，緊急事態への対応を担っている情報提供者から必要な情報が得られずに状況が不明確な場合，人々は他の情報源を当たるようになる。すると，噂やデマが広まることになりかねず，情報が混乱することになる。

原則 4　共感の言葉を述べる（Express Empathy）

　その緊急事態が人々に危害や苦しみをもたらしていることに気づいている旨を，言葉で知らせることが重要である。人々が感じている恐怖や不安，陥っている困難な状況に気づいていることを伝え，人々とともにある姿勢を示すのである。

　そうして共感を示した上で，「これは皆で乗り越える挑戦だ」という団結の姿勢を示すことにより，身近に感じてもらい，信頼関係や安心して交流をおこなえる関係（ラポール）を構築することができる。するとその後，対応への理解や協力を得て，命や健康を守るための行動をとるように促しやすくなる。

　一方，人々の懸念や不安等に共感を示さず，危機について言及しないと，「この危機に気づけていないのか？」「この組織に危機管理を任せて大丈夫か？」等と，あなたの組織の危機管理能力が疑問視されることになりかねない。

原則 5　行動を促す（Promote Action）

　命や健康を守る行動を，人々に効果的に伝えよう。リスク回避・軽減行動や解決に向けての行動を，短く，簡潔明瞭に，肯定的な表現で，繰り返し，一貫性をもって伝えることが重要である。

　また，リスク回避・軽減行動だけでなく，「意味がある」と思える行動を人々に提案することで，「自分は被害を受けるだけの無力な存在ではない。状況をコントロールすることができる」というコントロール感を高められる。

原則 6　尊重の気持ちを示す（Show Respect）

　緊急事態への対応業務に集中し過ぎて，人々の気持ちを尊重することを忘れがちになることは，よく見られる。しかし，「自分や愛する人が同様に扱われたら，どう思うか」を常に意識することが重要である。

　精神的に傷つきやすいときには，相手を尊重するコミュニケーションをとることが，特に大切である。人々の価値に気づくことで，協力関係やラポールの構築が促されやすくなる。

3 理論的枠組み：CERC リズム

3-1 CERC リズムとは

　緊急事態の種類にかかわらず，状況は時間の経過とともに変化する。その時系列の各段階に応じて，求められるコミュニケーションも当然異なる。そうした時系列に沿ってコミュニケーション戦略を示したものが，「クライシス・緊急事態リスクコミュニケーションリズム（CERC リズム）」である（**図1-1**）。CERC リズムの枠組みは，緊急事態が発生する前の「事前準備期」，発生直後の「初動期」，「維持期」「解決期」の4段階から成る。

　緊急事態が発生する前の「事前準備期」のコミュニケーションには，「メッセージの下案を作成し，テストすること」「協力関係を構築すること」「CERC 計画を策定すること」「情報公開の承認プロセスを決定すること」の4つの行動が求められる。

　緊急事態発生直後の「初動期」のコミュニケーションには，「共感の言葉を述べること」「リスクについて説明すること」「行動を促すこと」「対応について説明すること」の4つの行動が求められる。

　「維持期」には，「継続中のリスクについて説明すること」「対象者をセグメント化すること」「背景情報を提供すること」「噂の処理をすること」の4つの行動が，そして「解決期」には，「警戒意欲を高めること」「学びについて話し合うこと」「CERC 計画を改訂すること」の3つの行動が求められる。

　新興感染症のアウトブレイクや地震といった緊急事態の種類や被害の大きさ等によって，「初動期」から「解決期」まで進むのに要する期間は異なるだろう。それは2か月かもしれないし，2年かもしれない。しかし，その要する期間にかかわらず，すべての緊急事態は CERC リズムの4段階を経るものである。

　この枠組みを知ることで，緊急事態による混乱のなかでも，次に起こり得るコミュニケーションのニーズや課題を予測することができ[4]，「次に何をすべきか」がわかるので，秩序を感じながら対応することができる。すると結果として，人々にも秩序を感じさせることができる。秩序を感じさせ，情報提供者としての信用と信頼を獲得することにより，人々に命と健康を守る最善の意思決定をしてもらい，完璧とは言えない選択をも受け入れてもらいやすくなるのだ。

　また，時系列ごとに対応のリズムも変わる。「初動期」は"迅速さ"が何より重要であるが，「維持期」には少しペースが落ち着き，より丁寧な説明が必要となる。さらに，「解決期」には，喪失に苦しみを抱いている被災者の心の回復に合わせた対応が求められる。

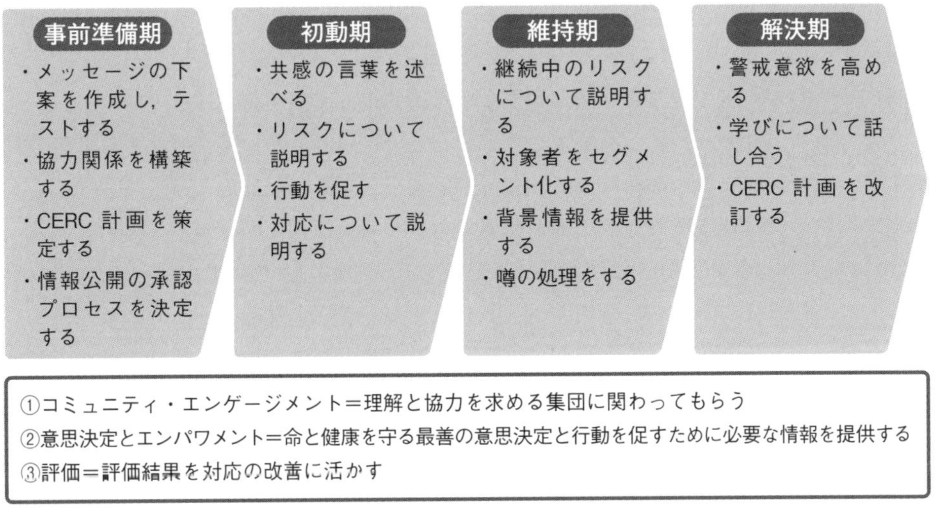

事前準備期	初動期	維持期	解決期
・メッセージの下案を作成し，テストする ・協力関係を構築する ・CERC計画を策定する ・情報公開の承認プロセスを決定する	・共感の言葉を述べる ・リスクについて説明する ・行動を促す ・対応について説明する	・継続中のリスクについて説明する ・対象者をセグメント化する ・背景情報を提供する ・噂の処理をする	・警戒意欲を高める ・学びについて話し合う ・CERC計画を改訂する

①コミュニティ・エンゲージメント＝理解と協力を求める集団に関わってもらう
②意思決定とエンパワメント＝命と健康を守る最善の意思決定と行動を促すために必要な情報を提供する
③評価＝評価結果を対応の改善に活かす

図1-1 **図解・CERCリズム**（文献1より，筆者訳，一部改変）

本書では，CERCリズムの枠組みに沿って，第2章から第5章まで章分けをし，各段階で求められるコミュニケーションについて解説していく。

一方で，CERCリズムのすべての段階のコミュニケーションで，常に求められる行動が3つある。以下に説明しよう。

3-2 **CERCリズムの全段階のコミュニケーションで求められる3つの行動**

CERCリズムのすべての段階で求められる以下の3つの行動は，人々の理解と協力を得て，命と健康を守る最善の意思決定や行動へとつなげるために，常に実践できるように目指したいことである。

❶コミュニティ・エンゲージメント　＝　理解と協力を求める集団に関わってもらう

1つ目は「コミュニティ・エンゲージメント」，すなわち理解と協力を求める集団に関わってもらうことである。「コミュニティ」と言うと「地域」と誤解されやすいが，それだけではなく，共通の立場や状況，関心でつながっている人々も含まれる。緊急事態のときに関わり，あなたの組織から情報を受け取る集団のことである。

例えば，2020年にパンデミックになった新型コロナウイルス感染症（COVID-19）の流行が国内で起きたとき，わが国では全国一律での休校や休業等の自粛要請がなされたが，その事例をもとにコミュニティ・エンゲージメントについて説明しよう。

学校に休校を要請する場合，学校や保護者に協力してもらう必要がある。休業要請の場合では，様々な産業で働く人々の理解が欠かせない。さらに，国民に不要不急の外出の自粛を求める一方で，病院や保健所等の職員には緊張感の高い状況下での長時間労働

を受け入れてもらわなくてはならない。こうした場合，学校，各産業，病院，保健所，各種専門職団体等，様々な立場の人々に理解や協力を求めることになる。「コミュニティ」とは，こうした理解や協力を求める相手となる関係機関や集団を指す。

また，コミュニティには，高齢者や障害者，妊婦，患者会や家族会，高齢化の進む商店街等，この未知なる感染症について共通の不安や懸念を抱いていたり，情報の内容や伝え方，その伝達経路に共通の工夫が必要であったりする人々やグループも含まれる。

課題の解決に向けて，様々な立場の人に確実に情報を届け，さらに完璧とは言えない，身体的に不快で経済的に不安な状況や，多忙な状況を受け入れることへの理解と協力を得るためには，共通の目標に向かって「皆でこの困難を乗り越えていくぞ」という気持ちを高めることが重要である。「人々の健康のためだから」と内々で方針を決め，決定事項のみを一方的に伝える方法では，不満が高まり，協力は得られないのだ。

このため，緊急事態が発生する前の準備段階から関わってもらい，「有事の際にはこうしていこう」と決めたり，緊急事態の発生後には「いま何がなされているのか」，透明性をもって対応について説明したり，「なぜその方針を決めたのか」という判断基準となる背景情報を伝えたりし，人々の意見も聞き，方針に反映させる姿勢をもつことが大切なのである。

❷意思決定とエンパワメント ＝ 命と健康を守る最善の意思決定と行動を促すために必要な情報を提供する

2つ目は「意思決定とエンパワメント」，すなわち緊急事態により悲惨な状況下であっても，命や健康を守るための最善の意思決定を促し，状況をよりコントロールする力をつけてもらうことである。そのためには，意思決定をするために必要な情報を提供し，知識や認識を共有し，状況をよりよくするための力を高められるように導いていくことが求められる。

人々を，災害や危機により害を被る無力な存在から，「この状況をコントロールできる存在だ」と思えるように導くためには，変化する状況に応じて最善の意思決定をするために必要な，「状況」「リスク」「資源」についての情報を提供することが必須である。その上で，一人ひとりができるリスク回避・軽減行動や，「意味がある」と思える行動を促すのがポイントだ。

緊急事態発生時に，一部の情報を非公開にする場面が見られるが，重要な情報がわかっているのであれば伝えることが必須である。人が意思決定するときには，その人がもっている情報をもとに，最適だと思う選択をしているということを忘れてはならない。もし，意思決定をする上で必要な判断基準となるような情報を，緊急事態への対応を担っている主たる情報提供者が伝えないと，人々は他の情報源を当たるようになる。さらに，その他の情報源が誤った情報を流していたら，混乱を招くだけでなく，それを信じて健康を害する意思決定をしてしまう人が出かねない。また，後になって，一部の情報を非公開にしていたことがわかると，情報提供者としての信用は失われる。

それから，「人々の利益のためだ」として，行政機関や専門家が上から目線で一方的な説明をする「パターナリズム」の態度もよく見られるが，こうしたコミュニケーションは，エンパワメントにはつながらない。"無力な被災者"のように感じるかもしれないが，もともとは自立して人生のあらゆる場面で選択をし，生活してきた人々だということを忘れてはならない。

❸評価　＝　評価の結果を対応の改善に活かす

3つ目は「評価」，すなわち緊急事態対応のコミュニケーションを常に評価し，その結果を対応の改善に活かすことである。

ここでの評価は，必ずしも報告書作成のための評価のことではない。緊急事態への対応中，あなたの組織が発信するメッセージの到達度合い，受け止められ方や人々の理解度等を常に評価し，その結果を対応の改善に活かすことが重要である。

2020年にCOVID-19が国内で流行していたとき，「①換気の悪い密閉空間，②多数が集まる密集空間，③間近で会話や発声をする密接空間」の"3密"の条件がそろった場所で，COVID-19のクラスター（感染者集団）発生のリスクが高いことが，政府の諮問的な役割を担う専門家の分析でわかったときのことを例にとろう。この分析結果を受け，政府は「密を避けて外出しよう」というメッセージを発信した。しかしその後に，「お花見は外だからいいと思っていた」という花見客や，「通勤のため電車には乗らないといけないし，都会にいると，"3密"を避けるのは，ほぼ無理なので……」というサラリーマンのあきらめの声が報道された。こうしたときに，メディア報道やソーシャルメディアの内容を評価し，誤解やあきらめの声等が多いようであれば，「このメッセージは，簡単に理解できるものか」「『電車に乗るときは，マスクをしてください』というメッセージに変えた方が，推奨行動をとる意欲を高める上でより効果的なのではないか」等と検討し，改善するといった具合である。

緊急事態対策本部で決まった内容やその危機に詳しい専門家の意見をそのまま伝えるのではなく，人々の理解度や捉え方等を評価し，それに合わせて情報提供することが重要である。もちろん，その際，情報の伝わりにくい人を含め，対象者すべてに必要な情報が届いているかという「情報伝達経路」についても評価し，届いていないようであれば，改善することが必須である。

Case Study

あなたの職場で新興感染症のクラスター発生の可能性が疑われたらどうする？

では，本章のまとめとして，あなたの職場でCOVID-19のような新興感染症の感染者が確認され，他にも疑わしい症状のある人が複数人いることがわかり，クラスター発生の可能性が疑われた場合における，CERCの6原則を意識したコミュニケーショ

ンを紹介しよう。

原則1 最初である

どこの部署で感染者や疑わしい症状を発症した人が確認されたか等，すでに状況把握ができている場合には，即座にその情報を職員に提供しよう。検査結果や感染経路等，まだわからないことが多い場合には，現在何がなされているかを，"最初に"職員に伝えよう。SNSやメディアの報道，知事の会見等，他の情報源から自分の職場でクラスターが発生した可能性があることを職員が知ることになると，信用は獲得できない。

原則2 正しくある

わかっている事実や状況だけでなく，現在何がわからなくて，わからないことの解明のために，誰と協力して何がなされているか等，透明性をもって伝えよう。例えば，職場内の感染拡大状況がわからない場合，疑わしい症状を発症した人たちはすでに検査を受け，その検査結果が出るのを待っていることや，感染経路を明らかにするためにすでに保健所と連絡をとっていること等，解明のためのプロセスを伝えるのである。

原則3 信用される

職場内で感染者が確認され，他にも疑わしい症状がある人が複数人いることを公表することは，勇気のいることかもしれない。「適切な感染症対策がなされていなかったのではないか」と批判されたり，「パニックが起きたりするかもしれない」と不安を覚えることもあるだろう。しかし，だからといってこうした重要な情報を非公開にしてはいけない。情報提供者として信用されなくなるからだ。現在わかっていることを伝えた上で，感染管理の方法や今後の解決に向けた方針等，対応のプロセスを透明性をもって説明しよう。

原則4 共感の言葉を述べる

職場内で感染者が確認されたことによる職員の不安に気づいている旨を，言葉で伝えよう。「職員の皆様は不安を覚えていることでしょう」と，まず共感を示す。その上で，「我々に不安をもたらしているこの感染症は，こういう経路で感染する」といったリスクについての説明をするとともに，その不安を軽減するために「職場全体として，どのような対応をするのか」，そして「職員一人ひとりは，どのようなリスク回避・軽減行動をとればいいか」等について伝える。そうすることによって，「これは皆で乗り越える挑戦だ」と，団結させていくことが重要である。

原則5 行動を促す

緊急時のリスク軽減に向けての行動を促すメッセージのポイントは，「短い・簡潔明瞭・肯定的・一貫性」の4つである。「室内では○分に一度，窓を開けて換気してください」「室内ではマスクを着用してください」等と短く，簡潔明瞭に，「～してください」という肯定的な表現で，矛盾のない一貫性のある内容を伝え，リスク回避・

軽減行動を促すのがポイントである。

原則 6 尊重の気持ちを示す

感染管理業務に集中し過ぎて，感染が確認された職員や，疑わしい症状があり検査結果が出るのを待っている職員，その濃厚接触者等の気持ちを尊重することを忘れないように気をつけよう。

📖 引用・参考文献

1) Centers for Disease Control and Prevention. CERC Manual. U.S. Department of Health and Human Services. 2018.
2) National Research Council. Improving Risk Communication. Washington, DC: National Academy Press. 1989.
3) National Consortium for the Study of Terrorism and Responses to Terrorism. Understanding Risk Communication Theory: A Guide for Emergency Managers and Communicators. A Department of Homeland Security Science and Technology Center of Exellence Based at the University of Maryland. 2012.
4) Reynolds B, Seeger M. Crisis and emergency risk communication as an integrative model. J Health Commun. 2005; 10（1）: 43-55.

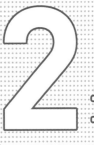

Preparation：
緊急事態発生前の 事前準備期

2章

「事前準備期」に求められるコミュニケーション

　緊急事態の発生時には，人々の安全を守るために，迅速に，正確な情報を発信し，情報提供者としての信用と信頼を獲得することが何よりも重要である。そのためには，平時における事前準備が欠かせない。

　事前準備期のコミュニケーションには，以下の4つの行動が求められる。

1. メッセージの下案を作成し，テストする
2. 協力関係を構築する
3. CERC 計画を策定する
4. 情報公開の承認プロセスを決定する

メッセージの下案を作成し，テストする

　緊急事態が発生した際，適切なメッセージが，適切なタイミングで，適切な人（スポークスパーソン）から届けられることで，人々の命を救うことができる。

　また，「何を伝えているか（メッセージの内容）」「誰がそれを伝えているか（スポークスパーソン）」「何を経由してそのメッセージが伝達されているか（情報の伝達経路）」により，組織の緊急事態への対応能力は判断される。

　メッセージの内容やスポークスパーソン，情報の伝達経路の準備を事前にしておくことで，適切なメッセージを，迅速に，信頼を獲得できるスポークスパーソンから，確実に人々に届く形で伝えることができる。

　地震や津波，新興感染症のアウトブレイク，オリンピックや万博といった世界的イベント開催前のテロ，原子力発電所の事故等，時期や状況，歴史や立地などから，起こり得る緊急事態の想定をし，準備をしておこう。このとき，「最悪のケース」も想定しておくことが重要である。

1-1　メッセージの下案作成の重要性

　緊急時に「何を，どう伝えるか」というメッセージの内容が，多くの人々の命を守り，情報提供者としての信用と信頼を獲得するために重要であるということに異議を唱える人はいないだろう。しかし，厳しい時間的な制約があるなかで，「何が起きているのか」情報を収集しながら適切なメッセージを提供するのは，非常に難しい。

　例えば，もしここで体験したことのないレベルの巨大地震や津波が起きたら，あるいは新興感染症のアウトブレイクが起きたりしたら，誰に，何を，どう伝えるか？　そして，少し状況がわかってきたら，どうするか？

　いま突然質問されても，案外，パッと答えられないのではないだろうか。だからこそ，時間的にも精神的にも余裕のある平時の「事前準備期」に検討し，メッセージの下案を作成しておくことが重要なのである。

　まずは，あなたの地域で起こり得る緊急事態を想定しよう。起こり得る緊急事態に備えて，「最悪なケース」も想定した上で，メッセージの下案を作成しておくことにより，実際に緊急事態が発生した際の「初動期」や「維持期」の混乱を軽減できる可能性は高まる。

1-2　メッセージの内容の準備

❶対象者の明確化

　メッセージの下案を作成する上で重要なことは,「誰にそのメッセージを伝えるか」という対象者を明確にすることである。

　「対象者」と一口に言っても様々な対象者がいることを, まず意識しておきたい。

　国や地域レベルでは, その緊急事態により直接影響を受けた被災者, 現地で対応に当たっている保健医療従事者や消防・警察・自衛隊等がいる。この他にも, 感染症であれば, 検疫所や航空会社, 空港等, 感染が流行している国や地域の出入国を管理する組織が加わるだろう。置かれている立場により, 対象者が求める情報は, 当然, 異なるはずだ。

　そして, 職場レベルであれば, 管理職と一般職員, 顧客や取引先等がおり, それぞれ異なる情報が求められるだろう。

　対象者の立場や置かれている状況, 理解度や認識によって, メッセージの内容や表現を変えなくてはならない。ビジュアル的に一目でわかるようにするのか, あるいは内容をしっかりと充実させるのか等, 各対象者に適した形にする必要がある。

❷対象者の優先順位

　緊急事態の発生時, 即座に情報を伝えるべき優先順位の最も高い対象者は, その事態により直接影響を受けている人々, すなわち被災者および保健医療従事者や消防等の現場の対応者である。どんな緊急事態も, 最初に起こるのは現場・地域レベルである。被災者や現場の対応者に, まず安全を守る行動について即座に伝えなければならない。

　2番目に情報を伝えるべき対象者は, 近隣の住民, 被災者・生存者の家族, そしてメディアである。職場であれば, 被災しなかった職員がこの対象に含まれるだろう。彼らには, 状況や対応について説明する必要がある。

　3番目が, その緊急事態が発生したことにより影響を受けるであろう産業界や国際社会等である。職場であれば, 顧客や取引先等である。

❸対象者別情報のニーズの把握とテスト

　緊急事態の発生直後は,「津波警報が発表されました。いますぐ逃げてください」のように簡単な状況説明とリスク回避・軽減行動を, 最も優先順位の高い対象者, すなわち発生した地域の人々に伝える必要がある。こうしたメッセージのひな形を作成しておき, その内容が「誰にでも理解できるか」確認しておくことが重要だ。例えば, 外国人の多い地域では, そのメッセージを他の言語に翻訳し, 実際に試してみて翻訳の正確性も確認しておかなくてはならない。

　緊急事態の発生から少し時間が経つと, 人々は「いつ, どこで, 何が起きているのか?」「死亡・けが・被災した人の数は?」「いま, 誰がどのような対応をしているのか?」「その危機はコントロールできているのか?」「今後, 何が起こると予測されるか?」「どん

な危機で，リスクのレベルはどれくらい高いのか？」「リスクを軽減するために，自分たちは何をすべきで，何をすべきでないのか？」等の情報を求めるようになる。こうした質問にもすぐに答えられるように，想定される回答パターンを作成しておこう。

また，対象者によって求める情報はさらに異なってくる。被災者であれば，まずは安全を守るためにとるべきリスク回避・軽減行動を，少し時間が経ったら家族の無事や，所有物の損失についての保障，経済的支援のこと等を知りたいと思うものである。現場の対応者であれば，自分自身と被災者の安全を守る行動についての情報の他に，「いつ，どこから，どのような支援が得られそうか」といった「資源」についての情報を求めるだろう。行政やメディア，産業界であれば，それが全国レベルなのか，または地方レベルなのかによって求める情報は異なる。

「もし，ここで緊急事態が起きたら，各対象者が何を知りたいと思うか」という視点で，その事態に対応するためのひな形となるメッセージを作成しよう。次頁に「メッセージ作成を助ける整理表」（**表 2-1**）を作成したので，書き込んでみてほしい。また，緊急事態発生直後の「初動期」や「維持期」に求められるコミュニケーションについては，第3章と第4章をご覧いただきたい。

その上で，それがうまく伝わるかテストしておこう。「メッセージに，対象者が必要とする情報が盛り込まれているか」「簡単に理解できるか」「推奨する行動をとろうと思えるか」等，各対象者からフィードバックをもらっておくのだ。これが，この「メッセージの下案を作成し，テストする」段階で，最もやっておきたいことである。

1-3 危機下における人々の情報処理プロセスの特徴とメッセージ作成・提供のポイント

危機下における人々の情報処理プロセスには特徴があるので，それについても述べておこう。情報処理プロセスの特徴を理解することで，メッセージの作成・提供のポイントが見えてくるはずだ。

❶特徴1：直感で判断する → 短く，簡潔明瞭に，肯定的に伝える

危機下において，人々は情報を単純化して理解する傾向にある。それは，緊急事態が起こると，家族や近所の人，会社の上司や同僚，メディア等，様々なところから情報が行き交うからだ。情報過多になると，脳は様々な判断をしなくてはならないため疲れやすくなる。脳が疲れると，人は熟考するより「直感」で物事を判断しやすくなる[1]ため，メッセージの内容を単純化して理解してしまうのだ。

また，心理的には，茫然とし事態を実際に起こったこととして受け入れることができずに否定したり，興奮状態にあり恐怖，不安，混乱，極度の心配をしたりするという特徴が見られる。こうした強い感情は，情報を取り入れ，理解するのを難しくするものである。

例えば，2020 年にパンデミックになった COVID-19 が国内でも流行するなか，「①

表 2-1 メッセージ作成を助ける整理表

緊急事態のシナリオ	起こりやすい緊急事態をできるだけ詳しく，「最悪のケース」も想定して書いてください。
コミュニケーションのゴール	「コミュニケーションをとった結果，どうなってほしいか？」ゴールを設定してください。 ※「死亡者を出さない」といった危機管理のゴールではなく，「人々が，推奨しているリスク回避・軽減行動をとる」といった，コミュニケーションのゴールを設定しよう。
仮説と検討事項	その緊急事態へのメッセージを作成するための仮説と，事前に検討しておくべきことを，考え得るだけ書いてください。 ※仮説だけでなく，「現時点で正しいとされている科学的知識が変わるかもしれない」等，メッセージ内容を考える上で起こり得る検討事項も書き出そう。
対象者別求められる情報	各対象者が必要とする情報を書いてください。 ※例えば，被災者や現場の対応者，メディア等が，それぞれ何を知りたいかを予めまとめておこう。
メッセージ	「対象者別求められる情報」を入れたメッセージを，各対象者に向けて作成してください。 ※例えば，被災者や現場の対応者，メディア等に，まず「何を，どう伝えるか」を，それぞれ考えよう。メッセージのひな形があれば，あとはその被害の大きさや状況等に合わせて応用できる。
スポークスパーソン	「誰がその情報を伝えるか」，組織の「顔」として情報を伝えるスポークスパーソンを書いてください。 ※そのスポークスパーソンが被災したときに備え，複数人，挙げておこう。
情報の伝達経路	「各対象者に，情報をどうやって伝えるか」情報の伝達経路を書いてください。 ※インターネットやモバイルメディア等にアクセスできない，情報の伝わりにくい人にはどの経路で伝えるかについて，検討することを忘れないようにしよう。

換気の悪い密閉空間，②多数が集まる密集空間，③間近で会話や発声をする密接空間」の "3密" の条件のそろった場所で，COVID-19 のクラスターが発生するリスクが高いことがわかったため，これら "3密" の条件が重なる場所を避ける行動が促された。ところが，"3密" の条件を熟考するというより，「病院，屋形船，タクシー，ジム，ライブハウス，カラオケ店，夜の街等，クラスターが発生したと報道された場所が危ない」と理解し，そうした場所を避ける住民がいたのは，直感的な判断のあらわれである。

こうした特徴があるため，緊急時においては，短く，簡潔明瞭に，「〜してください」という肯定的表現で，人々にとってもらいたい推奨行動を伝えることが重要である。上記の例で言えば，「室内で会話をするときは，マスクをしてください」といった具合である（3密回避を推奨するメッセージの改善案は 45 頁参照）。

❷特徴２：追加情報や意見を探す → 一貫性のあるメッセージを伝える

２つ目の特徴は，追加情報や意見を探すことである。緊急事態が発生すると，ただでさえ情報過多で脳も心も疲弊するのに，その情報がバラバラの内容であると混乱を招く。このため，一貫性のあるメッセージを伝え続けることが重要である。緊急事態への対応を担っているあなたの組織も，協力機関も，常に一貫性をもってメッセージを伝え続けるようにしよう。

また，事態の詳細が明らかになるにつれて，あるいは状況が変わるにつれて，推奨行動が変わることもあるが，そうした場合でも，人々に一貫性を感じさせることはできる。ポイントは，カギとなる考えを一貫させることにある。

例えば，COVID-19 への対応の場合で考えると，はじめは「他人に感染させないように，咳が出るときはマスクをしてください」と推奨していたとする。その後，無症状であっても他人に感染させる可能性が明らかになった場合，その新たにわかった研究結果を伝えるとともに，「症状がなくても，会話をするときはマスクをしてください」と情報を付け足していくというのは，一例である。このときのカギとなる考えは，「他人に感染させないために，マスクをする」である。

❸特徴３：最初の情報源を当てにする → 正確な情報を迅速に公開する

３つ目の特徴は，"最初の" 情報源を当てにするというものである。緊急事態が発生し，何が起きているかわからない状況下で，その事態への対応を担っている情報提供者が情報を公開しなければ，人々は他の情報源を当たるようになる。ただし，その他の情報源が正確な情報を発信するかはわからず，もし誤った情報を発信されたら，混乱を招きかねない。だからこそ，緊急事態への対応を担う情報提供者は，"最初に" 情報発信することが重要なのである。

1-4 逃げ遅れの心理を説明する「正常性バイアス」と教育の重要性

地震や津波，火災や噴火等，緊急事態が発生したとき，即座に「いますぐ避難してく

ださい」と，短く，簡潔明瞭で，肯定的表現で，とるべき行動について繰り返したにも
かかわらず，逃げ遅れる人が必ずいる。それは，「正常性バイアス」があるからである。

正常性バイアスとは，自分に都合の悪い情報を「自分は大丈夫」と無視したり，「ま
だ大丈夫だろう」と過小評価したりする心理である。日々の生活のなかで生じる予期せ
ぬ変化や新しい事象に，心が過剰に反応して疲弊しないために必要な働きで，ある程度
の限界までは「正常の範囲」として処理するようになっているのだ[2]。このため，緊急
事態に直面した際，自分の身を守るための最善の行動を迅速にとれる人は，驚くほど少
ないことがわかっている。

このような事態にならないようにするために重要なのが，緊急事態への備えとしての
教育である。メッセージを作成したら，各対象者に，わかりやすさや緊急時に必要とす
る情報が盛り込まれているか，テストするだろう。その機会を活用して，その推奨行動
についての教育も日頃からおこなっておくことにより，多くの命を守ることができる。
事前の教育の素晴らしい事例については，74頁で紹介した岩手県釜石市の「津波てん
でんこ」をご覧いただきたい。

1-5 スポークスパーソン

組織の緊急事態への対応能力は，メッセージの内容，スポークスパーソン，伝達経路
で判断される。そこで，スポークスパーソンと伝達経路についても，述べておこう。

❶スポークスパーソンの選定基準

「誰がメッセージを伝えるか」，適切なスポークスパーソンを選んでおくことも重要で
ある。スポークスパーソンの選定基準として，組織内で尊敬されているリーダーである
ことと，自信をもってはっきり話せること，その災害や危機について理解していること，
の3点は欠かせない。役職で決めるのではなく，経験や能力，有用性で決めることが重
要である。

スポークスパーソンの発言には，一貫性があることやCERCの6原則に従っている
ことが求められる。そのため，事前にトレーニングを受けておかなければ，対応するの
は難しい。緊急時においては，記者からの難しい質問や危機管理への批判等が予測され
るが，それでもうまく対応できるように，予め繰り返し練習しておく必要がある。

また，スポークスパーソンが適切な情報を伝えるためには，役立つ情報を集め，簡潔
にポイントを説明する役割を担う「CERC担当班」（27頁参照）の存在が不可欠である。
CERC担当班のメンバーも，一緒にトレーニングを受けておくとよいだろう。事前に選
定したスポークスパーソンが被災や感染のため活動できなくなることもあるので，ト
レーニングを受けた人たちの連絡先（就業時間外を含む）をCERC計画に入れておくと，
代打が必要なときに役立つはずだ。CERC計画については29頁に後述するので，そち
らをご覧いただきたい。

「初動期」および「維持期」のクライシスコミュニケーションにおいては，組織のトップがスポークスパーソンとなることが多い。CERC担当班は，情報を集め，スポークスパーソンがその危機について理解するために必要な科学的知識を身につけられるように支援することが重要だ。また，もし，スポークスパーソンが危機の性質や管理方法等について科学的な説明をすることが難しいようであれば，その危機に詳しい専門家とともに会見をおこなうように調整しよう。COVID-19への対応で，首相会見の際に，政府の諮問委員会会長が公衆衛生問題に対応できるスポークスパーソンとして同席されていたが，まさにそのイメージである。

❷スポークスパーソンのトレーニング内容

　スポークスパーソンは，組織の「顔」である。組織のアイデンティティを意識し，「何が，いつ，どこで起きたのか」「どの程度のリスクか」「誰にリスクがあるのか」「いつまでリスクは続くのか」「その緊急事態に，いま誰がどのように対応しているのか」「リスクを減らすために，個人は何をすればいいのか」「どこに相談したらいいのか」等，様々な質問を想定して，適切に答えられるようにしておこう。

　また，情報発信の際には，CERCの6原則を忘れてはならない。まず，人々の懸念や不安に気づいていることを示し，共感の言葉を述べる。まだわからないことがある場合には，不確実なことを認めながらも，「解明のために，いま何がなされているのか」，オープンに透明性をもって伝えることが重要である。

　特に，「人々がパニックに陥るのは，悪いニュースを聞かされたときではない」ということを覚えておきたい。人々がパニックに陥るのは，一部の情報が非公開にされ，真実が伝えられていないと感じ，何を判断基準にして意思決定をしたらいいのかがわからないときである。

　緊急時においては，「何がわかっていて，何がわからないのか」「わかっていないことを解明するために，何がなされているのか」「見通しはどうか」「リスクを減らすために，人々は何をしたらいいのか」等について，一貫性と透明性をもって，オープンに迅速に伝えることが大切なので，トレーニングしておこう。

❸スポークスパーソンに求められる平時とは異なる表情

　人々に安心してもらおうと微笑みたくなるかもしれないが，緊急時においてスポークスパーソンがそれをすると，「危機感に欠ける」との批判を招きかねないので控えた方が無難である。同じように，ユーモアも入れない方がよい。

　そもそも，CERCの目的は，人々を安心させることではない。厳しい時間的な制約があるなかで，命と健康を守るために必要な「状況」「リスク」「資源」についての情報を提供し，適切な行動を促すことにある。安心させようとするよりも，むしろ互いの知識や認識を共有し，リスク回避・軽減行動をとってもらい，緊急事態対応への理解と協力を得て，「うまく解決できるかもしれない」と希望がもてるような道を歩んでいくことが重要なのである。

1-6　情報の伝達経路

　メッセージをテストする際，そのメッセージが人々に確実に届くかを確認し，多様で重層化した情報の伝達経路を準備しておくことが重要である。

❶メディア

　テレビやラジオ，新聞等の従来型のメディアは，最も多くの人々に到達できる情報の伝達経路であり，過去の緊急事態でも最も多くの人々が活用していることが確認されている。また，メディアは普段から対象者分析等をおこなっているため，効果的に情報を広める方法を知っている。

　こうした理由から，緊急事態への対応にメディアとの協力は欠かせない。メディアの担当者に，CERC計画の策定に参加してもらったり，リスクコミュニケーション教育をしたりする等，日頃から関係を構築しておくことが重要である。

❷ソーシャルメディア

　ソーシャルメディアのメリットは，組織が正式に，迅速に，人々と直接コミュニケーションがとれることである。CERCの6原則に従ったコミュニケーションもとりやすく，うまく活用できれば，情報提供者としての信用と信頼を獲得することができる。最初に，正しく，透明性をもって情報を発信し，直接，適切なリスク回避・軽減行動を促すこともできる。

　また，ソーシャルメディアをモニタリングすることで，人々の想いを理解したり，ときには会話に入り，その想いに共感・尊重したりすることや，人々が抱いている懸念事項や誤解について言及することもできる。

　こうしたCERCの6原則に従ったコミュニケーションがとれるソーシャルメディアを，事前にうまく活用できるようにしておき，人々からフォローされておくことで，緊急時に効果的なコミュニケーションをとることができる。さらに近年，マスメディアがソーシャルメディアを情報源として活用しているため，その影響力は年々高まっている。

　ただし，ソーシャルメディアを効果的に使いこなし，維持するためには，時間と労力がかかることを忘れてはならない。ソーシャルメディアの内容のモニタリングや評価，情報発信する前の確認，効果的なメッセージの作成等，片手間でできるものではない。中途半端な形で運用を開始し，トラブルの種となるようであれば，やらない方が賢明である。それを踏まえた上で，「緊急事態への対応中，どこまでできるのか」「誰が，どの役割を担うのか」を決め，人材を確保しておく必要がある。

　マスメディアとソーシャルメディアの特性や効果的な活用方法の詳細は，第6章でまとめたので，そちらをご覧いただきたい。

❸モバイルメディア

　現代社会においては，多くの人がスマートフォンをもっている。緊急地震速報をはじめ，わが国でも緊急時のアラートシステムがすでに構築されている。また，2020年には，

COVID-19の感染拡大を抑制する対策の1つとして、感染者と濃厚接触した可能性を知らせたり、感染者を追跡したりするスマートフォンアプリが、日本を含む各国で開発され、活用された。

緊急事態におけるモバイルメディアの可能性は、年々高まっている。事前にどのようなしくみがあるとよいかを検討し、緊急事態が発生したらすぐに発動できるように、準備しておくことが重要である。

❹多様で重層化した情報の伝達経路

緊急事態によりインフラがダメージを受け、最も情報を必要とする被災者が情報にアクセスできなくなることはよくあることだ。

また、インターネットやスマートフォンの利用が困難な人たちがいることを忘れてはならない。わが国は、何と言っても人口の約3割が65歳以上という高齢社会である。地方など、高齢化率がさらに高い自治体も多い。このことを強く意識し、「情報格差」が起こらないように注意することが重要である。

このため、多様で重層化した情報の伝達経路の構築が必要である。自治体の広報車や避難所のチラシ、回覧板や家庭訪問等、従来の方法も用いながら、いま想定している伝達経路で人々に情報が本当に届くのかを、あなたの地域や緊急事態の種類に合わせて幅広く検討しておくことが不可欠だ。

情報の入手や利用が困難な「情報弱者」の特徴を明らかにし、当事者やそうした人々を支援している住民組織や関係機関に、想定している伝達経路が適切か、確認することも必須である。

❺医療従事者への伝達経路

ここまでは、被災者への情報の伝達経路の事例を挙げたが、各対象者によって効果的な伝達経路は異なる。そこで、現場で緊急事態への対応をすることが多い、医療従事者への伝達経路についても少し述べておこう。

例えば、シンガポールでは公衆衛生上の緊急事態が発生したら、即座に、クリニックや病院と指定医療機関とをつなぐ医療システム、「公衆衛生準備クリニック（Public Health Preparedness Clinic; PHPC）」が発動し、迅速に、情報だけでなく薬や個人防護具をはじめとする物資のやりとりもできるように準備している（次頁コラム参照）。COVID-19の流行時、わが国では、個人防護具の不足が問題となったが、そうした状況にならないための情報や物資の伝達経路を準備しておくことが重要である。

もちろん、医療従事者以外にも、想定される各対象者に合わせた情報の伝達経路を「事前準備期」に検討し、構築しておかなくてはならない。

2 協力関係を構築する

2-1 CERC 体制構築の重要性

　組織内外で協力体制が構築できていることは，正確な情報を迅速に伝えるために不可欠である。実際に緊急事態が発生してから体制を築くのでは遅い。「事前準備期」に関係者間で協力関係を築き，緊急時に効率的かつ適切に動けるように CERC 体制を構築しておくことが重要である。

　縦割りをなくした分野・部門間横断アプローチができるような体制があると，緊急事態への対応スピードが格段に早まる。また，後述する CERC 計画が策定され，ヘルスコミュニケーションやリスクコミュニケーションの専門家が行政機関に配置されていると，緊急事態対策本部会議で決まった内容をただ伝えるのではなく，人々の「リスク認知」（55 頁）に合わせ，メッセージデザインをした上で情報を伝えることができる。さらには，シンガポールの情報通信省のように，広報やメディア，情報通信技術等のコミュニケーションを専門とする省を設け，そこが全省庁の情報を一元的に把握して国民に伝えることで，一貫性のある情報提供が可能となっている国もある。

　米国 CDC にもコミュニケーション部門があり，情報を一本化して発信している。「事前準備期」には，ヘルスコミュニケーションスペシャリストが CERC のトレーニングをおこなっている。

Good Practice

シンガポール政府の COVID-19 対応時に役立った事前準備

　COVID-19 に対するシンガポール政府の初動は早く，2020 年 1 月の第 1 週目から，各省との調整がなされていたことが報告されている[3]。また，時期を同じくして，各病院にガイドラインを通達，以降断続的に感染疑いのある患者を全員隔離して，検査・行動歴を記録していた。シンガポール国内で 1 人目の感染者が確認されたのは，1 月23 日のことだった。湖北省から入国した中国国民であるその患者に対して，ガイドラインに基づいた対応がなされた。

　2 月に入り，中国本土渡航者やその濃厚接触者以外の感染者が確認されたため，「第2 ステージ」に入ったとして，クリニックや病院と指定医療機関とをつなぐ医療システム，「公衆衛生準備クリニック（Public Health Preparedness Clinic; PHPC）」が発動した。このシステムには，公衆衛生上の緊急事態が生じた場合に備えて，800 を超えるクリニックや病院が登録されている。

PHPC が発動すると，これらの医療機関では，政府のガイドラインに沿った標準化された医療サービスが提供されるようになる。COVID-19 への対応では，診療時に感染の疑いのある患者は，標準化された処置や搬送方法等がまとめられたフローに従い指定医療機関へと搬送されるため，適切な検出や管理が可能であった。PHPC に加盟しているクリニックや病院は，日頃からこうした緊急事態に対応するためのトレーニングを受けており，PHPC 発動後は政府から医療防護具等が配給されたため，医療防護具等が不足することもなかった。

　なぜ，シンガポールでは調整や連携を迅速におこなうことができたのか。「公衆衛生上の緊急事態におけるリスクコミュニケーション」（アジア欧州財団・ノルウェー総合研究審議会主催，日本外務省協賛）の国際会議で出逢った，シンガポール情報通信省のシニアコンサルタント，K U Menon 博士に話を伺うと，ポイントは事前に，コミュニケーション計画が立てられていたことにあった。

　話は 2003 年に遡る。2003 年に SARS が発生した際，感染患者を隔離しなかったことで院内感染が発生してしまった。そこでシンガポール政府は，「ウイルスの性質や健康を守る行動について国民を教育することにより不安と不確実性を減らすこと」「政府の実施している活動や対策を常にオープンにして透明性をもたせること」「率先して課題を明らかにし，認知を変えること」「課題を先取りして，対応すること」「一貫性のあるメッセージを伝えること」を柱とするコミュニケーション戦略を立てた（これらは CERC で重要とされているポイントでもある）。そして，そのための具体策として，決断力のあるリーダーシップの下，各省の最高責任者が関与し，縦割りをなくした分野・部門間横断アプローチを実施した。また，SARS のテレビチャンネルを創設し，全国民に到達するような透明性の高い，正直なコミュニケーションをとることで，国民の自信と信頼を獲得したのである[5]。

　こうしたコミュニケーション戦略により国民の信用と信頼を獲得し，さらに感染症対策が成功したこともあり，発生から 2 か月強で事態を終息させることができた。この対応に満足している国民は多く，93％以上が政府の SARS 対応に「大変満足」，あるいは「満足」と回答したことが確認された[6]。Menon 博士は，特に，「透明性と正直さをもった人々とのコミュニケーション」「テクノロジーを駆使し，全省が協働で資源を活用したこと」「リーダーシップと“命令と管理”体制」「人々の自信と信頼を獲得したこと」の 4 つが，コミュニケーションの側面から見た成功の秘訣だったと振り返った。

　以来，シンガポールでは，このコミュニケーション戦略を進化させている。さらに，一貫性のある迅速なコミュニケーションをとるために，2009 年の新型インフルエンザ（A/H1N1）発生時からは，会議で決まった内容を早急かつ適切に記者会見等で伝えられるように，情報通信省（当時は情報芸術省）のコミュニケーションの専門家が会議に同席するようにもなった[5]。

　Menon 博士は，パンデミックが起きたときのコミュニケーションには，「素早くオープンに人々に情報を伝えるための“命令と管理”の組織構造があること」「よく考えられたコミュニケーション計画が立てられていること」「人々をエンパワーし，予防策をとるのに役立つ適切な情報が，最大多数の人々に伝達されていること」という 3 つの特徴があるとまとめた。

2-2　CERC 担当班の準備

❶組織のリーダーや権力者の理解と承認

　緊急事態の指令が出されたらすぐに，緊急事態対策本部内に，情報の正確性を確認し，命と健康を守るために人々が必要としている情報を適切な形で，一貫性をもって提供するために必要となる「CERC 担当班」を立ち上げられるようにしておくことが重要である。

　そのために，組織のリーダーや権力者に，CERC 担当班の創設について事前に理解・承認を得ておこう。これは２つの意味で重要である。１つは，緊急時に迅速に動くためである。もう１つは，組織内外で連絡調整をする際に，CERC 担当班が単独で調整するより，組織のリーダーや権力者の指示の下に CERC 担当班が調整する方が，協力が得られやすいためである。

❷ CERC 担当班がもつ４つの役割

　CERC 担当班の構造は，まず CERC 担当の責任者がいて，その下に情報収集，情報発信，オペレーション支援，連絡調整，の４つの役割から成る各担当があるというイメージである。

- ●情報収集●　情報収集担当の役割は，緊急事態に対応している他の組織や情報を共有している関係機関と協力しながら，最新情報を収集し続けることである。また，状況の把握だけではなく，情報を発信した後に，人々が「そのメッセージをどう捉えているか」を把握することも求められる。このため，メディア報道やソーシャルメディア，電話相談，関係者からの意見等の内容の評価も重要な役割となる。

- ●情報発信●　情報発信担当には，多様な人々にきちんと情報が伝わるように，多様な伝達経路を通じて，命と健康を守るために必要な情報を届けることが求められる。情報収集担当がまとめた評価結果をもとに，各対象者が必要とする情報を，迅速に，正確に，わかりやすく伝えるのである。また，スポークスパーソンが，適切な内容を，適切なタイミングで，会見等で伝えられるように支援することも役割に含まれる。

- ●オペレーション支援●　オペレーション支援担当には，緊急事態対策本部が決定したオペレーションを遂行するなかで生じる，多様なコミュニケーション活動が求められる。被災者や現場の対応者の声を集め，オペレーションの内容を改善するように提案したり，情報収集担当がまとめた評価結果をもとに，対応を改善するように支援したり，外国人への通訳や「情報弱者」への対応をしたり，電話相談等をする場合のキャパシティを確認したりする等，その活動は多岐にわたる。

- ●連絡調整●　連絡調整担当には，組織内外の関係者や協力機関と双方向のコミュニケーションをとることが求められる。緊急事態への対応を担っている複数の組織

や，国レベルであれば組織内の複数の部門がバラバラに情報を発信することがないように，連絡調整をおこない，情報を一本化させることが，緊急時には特に重要である。

2-3 効果的にコミュニケーションをとるという視点からの協力関係の構築

効果的にコミュニケーションをとるという視点から，「誰を巻き込んでおくとよいか」を検討し，事前に協力関係を構築し，連絡先を CERC 計画に入れておくことが重要である。例えば，ニュージーランドでは，緊急事態発生時に効果的なコミュニケーションをとるため，公共サービスメディア「Radio New Zealand（RNZ)」と協力関係を構築している（下記コラム参照）。

また，緊急時に情報を提供する対象者の特徴を理解し，「どの組織が，誰に，どう情報を届けるか」といった各組織のそれぞれの役割，情報提供のプロセスを決めておくことも重要である。例えば，2014 年，ギニアでエボラウイルス病（EVD：当時は「エボラ出血熱」と呼ばれていた）が流行したとき，流行地の近くであったにもかかわらずうまく終息させられた県では，事前に，住民の信頼を得ている宗教指導者や「グリオ」という伝統的な音楽家を巻き込んでいたことが報告されている。宗教関係者を巻き込んだのは，「遺族が遺体を洗い清めて弔う」という，この地域特有の葬儀の風習が感染拡大の一因となっており，これを防ぐために，宗教関係者に「遺体に触れなくても清めて弔える新たな形式」を開発し，それを住民に伝え，広めてもらうためであった。「愛する人の遺体に触れてはいけない」という繊細な事柄を，行政・医療関係者から伝えても，住民には受け入れてもらえない。それを見据えた上での，宗教関係者を巻き込む戦略は有効だったようだ。

Good Practice

ニュージーランド政府とメディアの協力関係

ニュージーランドには，「Radio New Zealand（RNZ)」という公共サービスメディアがある。RNZ は，国家的緊急事態が発生したら，国民に必要な公共メッセージを提供する責任と役割を担う，「民間防衛緊急事態管理法 2002」で定められたライフライン公共事業である。RNZ は，ニュージーランド緊急事態管理庁と，その前身であるニュージーランド民間防衛緊急事態管理庁と協働してきた長い歴史がある。2000 年代に起きた鳥インフルエンザや SARS のアウトブレイク以来，15 年以上にわたってパンデミック対応計画戦略も開発してきた。

一方で，RNZ は，報道の独立性を保ち，報道者として常に，危機下における政府の

行動や対応戦略の正当性を疑い，もし不適切な場合には，政府の責任を問う報道をする役割も担う。つまり，緊急時に情報提供をするために政府と協働しながらも，報道の独立性も保つという，繊細なバランスと距離感を保っているのだ。このバランスと距離感を保持するため，政府と RNZ は事前に話し合い，同意書を結んでいる。

さて，そうした関係性の下で，「事前準備期」（平時）には何をしているのだろうか。まず，RNZ の職員は，緊急時に連絡がとれる連絡先を政府に提出し，3 か月ごとに確認・更新されている。また，定期的に緊急事態管理庁と RNZ との会議が開催されている。緊急事態に発展しそうな課題について話し合い，記者や緊急事態管理庁の職員等のトレーニングをするためだ。そうしたトレーニング教材の作成も，官庁と RNZ が協働でおこなっている。

ここで，緊急事態発生後の RNZ の活動を，COVID-19 のケースで紹介する。COVID-19 で緊急事態体制がとられた際，RNZ は 1 日 4 回，政府からの公式メッセージを毎日流し，またウェブサイトにも掲載するという役割を担った。もちろん，政府からの情報は，RNZ ニュースとは異なることを明確に区別した形で伝えていたという。

メディアとうまく協働していたことに加え，実際に適切なコミュニケーションがとられていたこともあり，COVID-19 の「初動期」，ニュージーランド政府は，9 割近くの国民から信頼を獲得することができたことが確認された[7]。

この話を筆者に教えてくれた RNZ Communications の John Barr 氏は，「緊急事態において政府とメディアとの協力関係は重要であるが，こうした関係はすぐに構築できるわけではなく，事前に構築し，常に更新・維持されていなければならない。緊急事態が起きてからでは遅い」と述べていた。

2-4 別組織の専門家との協力関係

緊急事態が発生した際の，よくある混乱要因の 1 つは，多数の専門家や専門機関がそれぞれ矛盾したメッセージを伝えることである。

すべての専門家と意見を合わせるのは難しいが，事前に見解を話し合えるような関係を構築しておくことで，矛盾した情報を発信することにより事態を混乱させることを防ぐことができる。

3 CERC 計画を策定する

3-1 CERC 計画の重要性

緊急事態が発生した際に，その対応をするためのコミュニケーション計画（CERC 計画）がないと，以下のようなことが起こりやすい。

・迅速に情報公開しないといけないのに，その承認を得るのに手間取る。

・連絡調整すべき関係者に連絡するのを忘れたり，連絡を試みたけれど連絡先が変わっていて関係機関との情報共有が遅れたり，組織内の部門間や協力機関との連携がうまくおこなえなかったりする。

・対応に必要な人員が足りないときに，うまく人材を集めることができない。

・緊急事態対策会議で決まった内容をそのまま伝えてしまい，わかりにくさを指摘されたり，誤解を招いたりする。

・情報提供者が伝えたい情報のみを伝え，人々が必要とする情報を伝えない。

・組織内の複数の部門や関係機関が，調整することなくバラバラに記者会見・ウェブサイト・ソーシャルメディア等を通して情報発信する。

・情報発信した後，トラブルとなる。

・本当に情報を必要としている高リスク者に，その情報が伝わらない。

　こうなると，情報提供をしているのにもかかわらず，被害や状況が悪化したり，批判されたり，情報の混乱が起きたりしてしまう。CERC 計画を策定しておくことで，情報の混乱を最小限に抑えられる可能性が高まる。

　そして，CERC 計画を策定するのに最も適しているのは，緊急事態発生前の平時である。災害・危機管理計画だけでなく，それに合わせた CERC 計画も立てておきたい。緊急事態が発生したとき，迅速に，正確で，透明性の高いコミュニケーションをとるためには，事前準備が欠かせないのである。

3-2 CERC 計画の特徴

　では，CERC 計画とは，どのようなものなのだろうか。災害・危機管理計画と異なり，CERC 計画は，段階ごとのマニュアルやハウツーというよりも，連絡すべき関係者に漏れなく迅速に連絡したり，正確な情報を収集したり，効率よく動いて早急に意思決定し，適切なコミュニケーション方法を考える時間を捻出できるようにデザインされているのがポイントである。

　そのためには，信用できる情報を提供してくれる協力機関や，効果的に情報を伝えてくれるメディア等の「連絡先」の情報が不可欠である。米国 CDC は，「CERC 計画で最も重要なのは，関係者の連絡先リストである」と述べている[8]。また，前述したように，ニュージーランドの CERC 計画にも RNZ の職員の連絡先が掲載され，3 か月ごとに確認・更新されている。連絡先は，常に更新して，いつでも連絡がつくようにしておかなくてはならない。

　そして，CERC 計画は，緊急時に関係職員が誰でもアクセスできるようにしておかなければならない。くれぐれも，ある 1 人の職員の PC にデータを保存し，1 部だけプリ

ントアウトして，職場の書棚に入れておくといった扱いをしないようにしよう。津波や水害などでPCや書類が水没してしまったら，せっかく策定しておいた計画が水の泡になってしまう。

3-3 CERC計画に入れておくべき13項目

米国CDCは，少なくとも以下の13項目を，CERC計画に入れておくべきだとしている[8]。また，次頁に「事前準備のチェックリスト」を作成したので，そちらも参考にしていただきたい。

①局長や所長等のリーダーによる，CERC体制を構築する旨を承認するサイン

②CERC担当班の責任者・メンバーの名前と連絡先（就業時間外を含む）
緊急事態の指令が発動したときに，CERCを担当する班の責任者やそのメンバーを指名しておく。前述の通り，一貫性のある正確な情報を確認・提供するCERC担当班には，情報収集，情報発信，オペレーション支援，連絡調整，の4つの主な役割が求められる。

③CERC担当班の立ち上げ手順
緊急事態の指令が発動したらすぐに，緊急事態対策本部内にCERC担当班を立ち上げられるよう，手順をまとめておく。

④CERC担当班のメンバーの同意書と行動手順の説明
役割ごとに，各メンバーがどう動くかの行動手順もまとめておこう。

⑤緊急事態対策本部のメンバーの就業時間後の連絡先

⑥情報を共有する協力機関の連絡先リスト

⑦情報の正確性の確認手順と情報発信の承認手順
確認と承認の手順については，次節に後述したので，そちらを参照いただきたい。

⑧権力者の同意
緊急事態発生時，誰が，何を，いつ，どうやって情報発信するか，情報公開に関係する権力者の同意を得ておくことが，迅速な対応のために，そして後のトラブルや情報の混乱を避けるために不可欠である。

⑨公衆衛生問題に対応できるスポークスパーソンと第三者検査機関の担当者の名前と連絡先
保健所や衛生研究所等，公衆衛生分野の組織の組織図や連絡先（就業時間外を含む）等も入れ，すぐにキーパーソンを探せるようにしておこう。

⑩緊急事態対応の場所，設備や備品，人材等の資源の確保や，情報収集・発信やメディア対応に必要な手順

⑪メディア関係者の連絡先（就業時間外を含む）リスト

⑫緊急事態発生中の住民や関係機関等への情報提供方法

⑬高リスク者や「情報弱者」等，問題となりそうな人々の人口統計や背景の記述，彼らに情報を届ける方法のリスト

4 情報公開の承認プロセスを決定する

　緊急事態の発生時，コミュニケーションの現場では，情報公開の承認手順を経て情報の正確性を確認してもらう必要性と，迅速に情報を発信する必要性との狭間に立たされることがよくある。

　正確で，一貫性のある情報を，効率よく提供するために，米国 CDC は，情報を公開する前に，「組織の世評に責任のある広報の管理者」「情報が組織の方針に反していないかを確認する責任者」「地震や感染症等，特定の災害や危機について詳しい専門家」の3人に内容を確認してもらうことを推奨している[8]。情報公開が遅れたり，情報発信した後でトラブルになったり，誤った情報を流したりといったことは，上記3人の承認手順を経ることで防ぐことができる。

　緊急事態の発生時，人々の命と健康を守り，情報提供者としての信用と信頼を獲得するためには，迅速に，正確な情報を発信し，その情報が確実に届くように繰り返し伝える必要がある。そのためにも，情報を発信する際には，事前に誰から承認を得たらいいのかを，上記の3人という視点から決めておくことが重要である。

　さらに，自分の組織の発言について，CERC 担当班のメンバー全員が把握し，その情報の正確性の確認に努めることで，CERC の6原則に従った情報提供をおこなうことができる。

Checklist

事前準備のチェックリスト

　事前準備のチェックポイントを次下に挙げておく。これらの項目を参考に緊急事態に備えよう。

1 体制の構築	☐ 緊急時に CERC 体制を構築する承認が，組織のトップから得られているか？
	☐ 災害・危機管理を担う部署との調整がなされているか？
	☐ 組織内の他の関係部門が，計画策定の段階から関わっているか？
	☐ 緊急事態発生時に情報を共有した方がよい協力すべき組織や人が，計画策定の段階から関わっているか？
	☐ メディアが計画策定時から関わっているか？
	☐ CERC 担当責任者や班メンバーが指名され，各自の役割が明記されているか？

2	□ CERC 担当責任者や班メンバーの名前と連絡先（就業時間外を含む）が記載されているか？
	□ 緊急事態発生中，CERC 担当班のメンバーが通常業務をせずに，緊急事態対応に集中するための指令が出されるように調整・承認が得られているか？
	□ CERC 担当班の立ち上げ手順はまとめられているか？
	□ CERC 担当班メンバーの役割ごとの行動手順が書かれているか？
	□ 緊急事態に，24 時間体制で対応できるような場所，設備や備品，人材等の資源を確保する手順が明記されているか？
	□ 緊急事態対策本部のメンバーの就業時間後の連絡先は記載されているか？
計画の内容	□ 情報を共有する協力機関の連絡先が明記されているか？
	□ 情報確認の手順や，情報発信の承認手順が明記されているか？
	□ 緊急事態発生時，「誰が，何を，いつ，どうやって情報発信するか」，情報公開に関係する権力者の同意は得られているか？
	□ 緊急事態において，公衆衛生問題に対応できるスポークスパーソンが指名されているか？　スポークスパーソンの名前と連絡先（就業時間外を含む）が記載されているか？
	□ 保健所や衛生研究所等，公衆衛生関連機関の緊急事態対応をする部署との調整手順は明記されているか？　連絡先はまとめられているか？
	□ メディア対応の手順はまとめられているか？　メディア関係者の連絡先（就業時間外を含む）リストは明記されているか？
	□ 緊急事態発生中，住民や関係機関等へ情報を提供する方法は明記されているか？　そこには，「情報弱者」等，多様な対象者に確実に情報を届けるための複数の伝達経路が記載されているか？
	□ 緊急事態発生中，直接連絡をとるべき関係者の名前と連絡先は明記されているか？
3	□ 厳しい時間的な制約があるなかで，適切なメッセージを作成するしくみや資源があるか？　例えば，CERC 担当班内で，情報を複数で確認・承認できるように準備しているか？
	□ 緊急事態発生中のメディアやソーシャルメディアの内容，電話相談の内容についての分析・評価を，誰が，どのようにおこない，その評価結果を緊急事態対策本部やスポークスパーソン，情報発信担当にどうフィードバックするか，明記されているか？
メッセージ	□ 緊急事態が発生したときに，特に情報の伝わりにくい対象者を明確化し，その人たちに伝える方法が記載されているか？
	□ ある特定の災害や危機に即した資料（マニュアル，ファクトシート，Q&A，ウェブサイトやリンク集，高リスク者用資料，メディアに配布するための資料等）は作成されているか？　また，資料が理解しやすいか確認したか？
	□ 情報弱者を含め，多様な対象者すべてにメッセージが届くように計画されているか？　メッセージ，スポークスパーソン，伝達経路は適切か？

4 スポークス パーソンの トレーニング	□ スポークスパーソンは，メディアにうまく対応するためのトレーニングを受けているか？
	□ スポークスパーソンは，信用と信頼を獲得するための CERC の 6 原則を理解しているか？
5 緊急事態に 対応するた めの人材や 準備物一式	□ CERC 担当班に，広報担当者，ヘルスコミュニケーションスペシャリスト，コミュニケーション統括責任者，健康教育の専門家，テクニカルライティングや編集・音声や映像・ウェブデザイン等ができる，情報提供に必要な人材がいるか？
	□ インターネットやメールにアクセスできる PC，電話や携帯電話等は用意されているか？
	□ CERC 計画とそのバックアップは用意されているか？
	□ オペレーションに必要な資源を購入するのに使えるクレジットカード等，資金調達のしくみは準備されているか？
	□「情報格差」がどこにあるか等，情報提供の際に必要な背景情報をまとめた資料は用意されているか？
	□ 24 時間体制で対応する可能性もある CERC 担当班メンバーをケアするグッズは用意されているか？
6 CERC担当 班の活動場 所	□ メンバーが会議を開ける場所が用意されているか？
	□ スポークスパーソンに簡潔に内容についての説明をおこない，会見前にサッとトレーニングができる静かな場所が用意されているか？
	□ コミュニケーションに必要な器材を置く空間が用意されているか？
	□ メンバーが休める空間が用意されているか？
	□ 災害や危機により普段活動している場所が被害を受けたときに備えて，離れた場所も検討されているか？

引用・参考文献

1) 蝦名玲子. ヘルスコミュニケーション：人々を健康にするための戦略. ライフ出版社. 2013.

2) 広瀬弘忠. 人はなぜ逃げおくれるのか：災害の心理学. 集英社. 2004.

3) Legido-Quigley H, Asgari N, Teo YY, et al. Are high-performing health systems resilient against the COVID-19 epidemic?. Lancet. 2020; 395(10227): 848-50. doi:10.1016/S0140-6736(20)30551-1. （2020 年 6 月 29 日アクセス）

4) 毎日新聞. 政府，内閣官房に新型コロナ対策室設置へ 「緊急事態宣言」に備え. 2020 年 3 月 23 日.

5) 蝦名玲子. 公衆衛生の緊急事態におけるリスクコミュニケーション. 週刊保健衛生ニュース. 2015; 1793: 45-51.

6) Deurenberg-Yap M, Foo LL, Low YY, et al. The Singaporean response to the SARS outbreak: Knowledge sufficiency versus public trust. Health Promotion Int. 2005; 20(4): 320-6.

7) 1 news. Poll: 88% of Kiwis trust Government's coronavirus response, vastly higher than other nations. 2020 年 4 月 8 日.

8) Centers for Disease Control and Prevention. CERC: Crisis Communication Plans. U.S. Department of Health and Human Services. 2014.

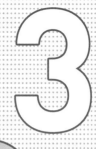
緊急事態発生直後の 初動期

3章

「初動期」に求められるコミュニケーション

　緊急事態の発生直後の「初動期」は，とても混乱するものである。自然災害が起きた直後の厳しい時間的制約があるなかでの対応や，新興感染症のアウトブレイクが発生した直後のウイルスの性質も戦い方もわからないなかでの対応は，初動期の特徴と言えるだろう。

　初動期のコミュニケーションには，以下の 4 つの行動が求められる。

1. 共感の言葉を述べる
2. リスクについて説明する
3. 行動を促す
4. 対応について説明する

1 共感の言葉を述べる

1-1 共感と緊急事態への気づきを言葉で示すことの重要性

　緊急事態が発生した直後の「初動期」に，情報提供者としての信用と信頼を獲得することは，人々に命と健康を守る最善の意思決定や行動を促す上で重要である。そのために，人々の恐怖や不安，懸念等に共感を示し，その緊急事態に気づいていることを真っ先に知らせなければならない。

　それはなぜかと言えば，人々の不安や懸念を無視して，緊急事態について迅速に言及しないことで，「この事態に気づいていないのか」「危機を察知する能力が低いのではないのか」「この組織に緊急事態対応を任せて大丈夫か」等と，その能力が疑われて信用されなくなるからだ。共感を示さずに緊急事態に言及しないことは，信用を失うことにつながりかねないのである。

　また，共感を示すことで，人々との垣根をなくし，緊急事態にともに立ち向かう仲間意識が醸成される。つまり，信頼関係の土台を構築する第一歩となるのだ。「私たちは仲間なのだから，皆の不安はわかる。だから，私たちはこうした方針でその課題を解決していく」というイメージで話を進めることで，その緊急事態への対応が「理に適っている」と，人々に思わせることができる。すると，その後，命と健康を守る行動を促したり，方針への理解と協力を得たりしやすくなるのだ。

1-2 心理的特徴と理解を示す姿勢

　緊急事態が発生した直後の初動期には，人々は茫然とし，実際に起こったこととして事態を受け入れることができずに否定したり，興奮状態にあり恐怖感情，不安，混乱，極度の心配をしたりするという心理的特徴が見られる。

　CERCでは，こうしたネガティブな感情を軽減することを目指していない。過去に緊急事態が起きた際，「心配する必要はない」「そんなに恐れる必要はない」等の発言を聞いたことがあるが，緊急時において「心配するな」という方が無理な話だし，そう伝えても，命と健康を守る最善の意思決定や行動にはつながらないからだ。

　代わりに，「この事態に心を痛めない人はいないだろう。いま私たちが直面している事態がもたらすリスクはこういうもので，そのリスクを減らすためにこういう行動をとってほしい。そして，いま私たちは，この事態をコントロールするために，こういう対応をしている」というイメージで，共感，リスクの説明，行動の促進，対応の説明をする。これが，初動期のコミュニケーションのポイントだ。

状況やリスク，個人ができるリスク回避・軽減行動，現在なされている対応についての情報を提供することで，人々に「大変な状況だけれど，緊急事態への適切な対応がされているようだし，私はリスクを減らすためにこの行動をとっていればいいんだな。なんとか助かりそうだ」と思わせ，ネガティブな感情に対処させる。そうしたコミュニケーションをとっていくための第一歩が，まず人々の感情に気づき，共感を言葉で伝えることなのである。

リスクについて説明する

2-1 初動期の CERC 担当班の動き（全体的な流れ）

　初動期は，とても混乱するものである。不確実性が高い状況下で，それがどれだけの危害をもたらすものかという危険度合い，すなわち「リスク」について迅速に把握し，正しく説明しなければならない。

　では，時間も，リスクについての情報も不足する状況で，CERC 担当班は，まず，どう動けばよいのだろうか？

　以下に，全体的な流れとなる CERC 担当班の動きをまとめる。

❶ステップ1：状況を確かめる

　緊急事態で情報が不足するなか，状況の確認は初動の第一歩である。災害や事故等であれば，多くの情報伝達経路は遮断されているかもしれない。2020 年にパンデミックになった COVID-19 発生時のように，その流行が隣国（中国）で起きており，限られた情報にしかアクセスできないこともある。

　そうしたなかでも，リスクについての情報を得たら，「その情報はどこから出たものか」「その情報源は信頼できるか」「過去に起きた同様の緊急事態と一致した特徴があり，起こってもおかしくない出来事か」「その出来事について他の情報源が発信している内容と，情報は一致しているか」といった視点から事実確認をすることが重要である。その緊急事態に詳しい専門家に連絡し，情報への理解を深めるとよい。もし，メディアやソーシャルメディアからの情報であれば，それがデマである可能性を疑うことも必須である。

❷ステップ2：通知する

　緊急事態においては，情報の流れをコントロールする指揮命令系統を明確にすることが重要である。必ずしも，役職順に上から下へ順番に命令を伝えるというものではないため，「指揮命令系統に誰を入れるべきか」「どのレベルの，どの範囲まで入れるか」を慎重に確認することが必須である。

❸ステップ3：CERC 計画を発動する

　CERC 計画を発動し，「現在どのような状況で，どのような対応がなされているのか」，継続的に確認することが必須である。協力機関に連絡し，情報を更新し，どの情報を誰に，どうやって伝えるかを決定するのだ。特に，緊急事態により直接影響を受けている人々，すなわち被災者，保健医療従事者や消防等の現場の対応者の状況や，「この事態が現場でどう認知されているか」「何を知りたいと思っているのか」「どの情報をいかに伝えたらいいか」等を確認することが重要である。

　また，複数の組織が協働で対応を担う緊急事態の場合は特に，どの組織や部署，あるいは誰が対応の責任者なのかを確認することも必須である。責任者と直接，かつ頻繁に連絡がとれるように調整しよう。

❹ステップ4：CERC 担当班を迅速に編制する

　職員を迅速に割り当てよう。「事前準備期」に策定した CERC 計画で役割分担がなされているはずだが，担当職員が被災していたりして修正せざるを得ないこともあるかもしれない。CERC 担当班を編制するに当たって具体的におこなうことを以下に挙げる。

- ・オペレーションの内容，当初の計画，科学的視点を踏まえて，誰が責任者となるか決める。
- ・緊急事態対策本部とのコミュニケーションの調整をどのようにおこなうか確認する。
- ・住民，協力機関，メディア等とのコミュニケーションは，それぞれ誰が担当するかを決める。
- ・いま，最も急を要するコミュニケーションの優先課題は何かを明確化し，CERC 担当班の人員の数が足りるか等，必要な資源を把握する。
- ・この緊急事態に対応するスポークスパーソンは誰で，専門家をスポークスパーソンの補助につけたり，追加のブリーフィングやトレーニング等をしたりする必要があるかを確認する。
- ・CERC 担当班の対応時間の見込みを立て，もし24時間体制で長期にわたって対応しなければならないようであれば，仮眠できる場所の確保等の準備をする。

❺ステップ5：情報を準備し，情報発信の承認を得る

　緊張が高まるなか，情報収集した後の迅速な情報発信は不可欠である。メッセージ開発，承認プロセス，組織内の調整等，すべてを効率的におこなわなくてはならない。

　メッセージ開発であれば，この緊急事態により直接影響を受けている対象者（被災者や現場で対応に当たっている保健医療従事者等）を明確化し，各対象者が「現状をどう認知しているか」「即座に必要とされる情報は何か」といったことを明らかにしなければならない。さらに，「それをどう伝えるか」を決めることが重要である。

　他にも，「被害の大きさ等の真実をどのように伝えるか」「緊急事態への対応を担う組

織として現在何をしていて，他にどの組織が関与していて，リスクを軽減するために人々は何をすべきかといった情報をどう伝えるか」を検討し，発信するメッセージの準備をする必要がある。

　また，情報発信する前には，承認も得なければならない。科学的な正確さはもちろん，その課題に対する組織としての姿勢や方針等を確認・調整した上で，承認を得ておくことにより，組織内の異なる部門がバラバラのメッセージを発信するという情報の混乱を避けることができる。

❻ステップ6：情報を公開する

　メディアをはじめ，事前に調整した情報伝達経路を通して，迅速に，確実に多くの人々に届く形で，情報を公開することが必須である。記者からの質問を予測し，適切に答えられるように準備した上で，情報を公開しよう（詳細は83頁参照）。

❼ステップ7：評価をする

　緊急事態が発生したらすぐに，あなたの組織の対応についての意見や批判等の評価を開始することが重要である。メディアやソーシャルメディア，他の協力機関とのやりとり，世論，電話相談等のモニタリングと分析をおこない，その評価結果をもとに，コミュニケーション戦略を改善するのである。

　人々が求める情報を提供できていなかったり，必要な情報が届いていなかったりするようであれば，情報の不十分な部分や伝達方法を補ったり，誤解が生じている場合には正したりする。対応を改善するために，常に「学ぶ姿勢」をもつことが大切である。

　また，最終評価のときのために，初動期の筆記記録や音声記録は保存しておこう。

2-2　初動期のコミュニケーションを成功させるための6つの行動

　CERC担当班としての初動期における動きの全体的な流れは理解できただろう。今度は，状況を確認した後に続いてとるべきコミュニケーション行動について焦点を当てて，チェックポイントをまとめる。多少重複するが，緊急事態が発生し，混乱した状況下で，とるべき行動のいくつかが抜け落ちてしまい，事態をより悪化させるケースはよくあるため，そうならないように確認したい。

❶通知

　「情報の一本化」，これこそが，緊急時に最も重要なことである。「どこに情報を集め，集まった情報を誰が総合的に判断するか」をまず決めて，関係者に通知しなくてはならない。

　また，情報収集だけでなく，情報発信の際も「One Voice」が基本だ。情報を一本化させ，1つの組織，同じスポークスパーソンから発信することが重要である。緊急事態への対応に携わっている組織がバラバラのメッセージを提供すると，情報が混乱し，「この組織に対応を任せて大丈夫か」と信用されなくなる。そうした事態にならないように，

まず，関係者に通知しなければならない。

第2章で策定したCERC計画にある連絡先にまず通知し，指揮命令系統を明確化しよう。

❷調整

わかりやすく一貫性のある情報を，透明性をもって，エビデンスと対応方針とを合致させた形で，人々に確実に届く伝達経路で提供するためには，調整が必要である。

緊急時に，政治家と専門家との意見の相違が起こり，透明性をもって，一貫性のある情報を提供できなくなることは，よくあることだ。そうならないように，事前に調整し，合意形成をしておかなくてはならない。「科学の健全性（scientific integrity）」を確保するために，科学的助言を入手し活用する際の指針や原則，科学的助言の中立性と独立性についての行動規範を定めておくのは，1つの方法である。

26頁に前出のK U Menon博士によると，シンガポールもわが国同様，国立感染症センターはあるものの，CDCや科学的助言機関はない。そうしたなか，COVID-19対応において，データと科学的助言に基づいて政府の意思決定がなされることを公的に明確化し，専門家や特別委員会との合意形成がなされていたという。

❸メディア対応

初動期の記者会見は，毎日，（可能な限り）同じ時間に，同じスポークスパーソンが，被災者等のつらい状況に共感を述べ，リスクやリスク回避・軽減行動，現在の対応や進捗等について説明し続けることが重要である。

もしそれができないようであれば，あなたの組織からの最新情報が，いつ，どこで出されるか，メディアに伝えよう。CERCの原則にある，「最初に，正しく，透明性をもって情報を伝え続ける」を忘れてはならない。

また，メディアの報道内容の評価を開始し，もし人々の求める情報が届いていなかったり，誤解されていたり，誤って報道されていたり，対応に不満を抱かれていたりする場合には，メッセージ内容を改善したり，正したり，対応の改善につなげたりすることも必須である。

❹住民対応

住民に対しても，メディアと同様，つらい状況に共感を述べ，リスクやリスク回避・軽減行動，現在の対応や進捗等について説明することが重要である。特に，メッセージの内容に，「被災者や現場の対応者への共感の言葉が含まれているか」を確認することが重要である。

また，住民の課題を率先して明確にし，その解決策を示すことも不可欠である。人々が直接相談したいようであれば，フリーダイヤルの電話相談を開始するのは，その一例だ。その場合には，相談の内容を評価し，その結果を対応の改善につなげることが大切である。

❺協力機関（関係機関）対応

　CERC 計画に記載された連絡先リストを用いて，情報を共有すべき協力機関や関係機関に連絡しよう。最初の重要な連絡はあなたの組織からおこない，緊急事態に対応していることを知らせ，リーダーシップを発揮することが重要である。

　また，いますぐ協力が必要なわけではない場合には，必要になった場合に協力を求めることを伝える基本的な文書を関係機関に送信しておこう。

❻資源

　リスク評価の結果に応じて，任務や時間を割り当てよう。また，CERC 担当班のメンバーが足りないようであれば増員するように調整したり，対応場所等を確保したりすることも必須である。

Good Practice

ニュージーランド政府の COVID-19 発生時の初動

　ニュージーランドでは，感染症のアウトブレイクが発生した場合，通常はその地方の医務官がスポークスパーソンとなることになっている。しかし，COVID-19 対応に関しては，2020 年 2 月上旬，まだニュージーランド国内での感染者が確認されていない段階で，保健省が国内でただ 1 つの COVID-19 の情報提供者となる旨が，各自治体に通知された。理由は，個人防護具の数や，ワクチンや検査等のエビデンスが変動する可能性があり，情報を混乱させないためであった。

　3 月上旬から，公衆衛生を専門とする医師でもある保健省長官は，毎日午後 1 時から記者会見を開き，COVID-19 のリスクやリスク軽減行動，今後の展望，「どういう状況になったら，どういう対策をおこなうか」といった先を見通せるようなガイダンス（63 頁）等を伝えていた。3 月下旬からは，首相もこの会見に加わり，首相が国としての方針を，保健省長官がそれを裏付けるエビデンスを，簡潔明瞭にわかりやすく，毎日，説明した。事前に協力関係を築いていた公共サービスメディア「RNZ」（28 頁）が，この日々の会見を 1 日 4 回報道し，新聞をはじめ他のメディアも日々，コロナ禍でとるべきリスク軽減行動や身体的距離を保ちながらも助け合い，優しさを示す方法等を伝えた。また，各地の医務官や公衆衛生ユニットは，日々，保健省に現地の状況を報告し，その内容が日々の会見に活かされた。

　この政府の初動について筆者に教えてくれた，カンタベリー地方の医務官，Alistair Humphrey 氏は，「こうした一貫性のあるメッセージは，正確性・信用性の両面から国民によく受け入れられている。首相と保健省長官が，透明性をもって簡潔明瞭な情報を伝えていたのはもちろんだが，それを支える保健省のコミュニケーション班の働きも忘れてはならない」と述べていたのが印象深かった。スポークスパーソンが効果的なコミュニケーションをとるためには，やはりそれを支える人々の役割が不可欠なのである。

初動期には，不確実な状況下でも，わかっている範囲で，その緊急事態によるリスクについて簡潔明瞭に説明することが求められる。「どんなリスクなのか」「リスクの大きさはどの程度か」「誰にリスクがあるのか」「どうすればリスクを減らせるのか」は，リスクについて必ず説明しなくてはならないポイントである。一度に多くの情報を提供しても，相手は受け止めきれないので，簡潔明瞭に，正確に，繰り返し伝えることが重要である。

ただし，初動期には入手できる情報が限られていることも多い。例えば，COVID-19の院内感染や検疫をしていたクルーズ船でアウトブレイクが起きた2020年2月時点のように，まだわからないことが多く，ウイルスの正式名称すらない段階においても，ウイルスの性質や感染経路，日本人が危害を被る危険性等，リスクについて説明をしなくてはならない。こうした場合には，「確実にわかっていること」「まだわからないこと」「そのわからないことの解明のために，いま誰と何をしているのか」「解明されるまで，何をすればいいのか」を正しく伝えることがポイントとなる。

2020年2月時点でのCOVID-19の感染経路についての説明を例にとると，以下のようになる。

●**わかっていること**● 「このウイルスの感染経路は，感染した人の咳やくしゃみ等と一緒に出るウイルスを吸い込んで感染する経路（飛沫感染）と，ウイルスの付いた手で鼻や口等を触ることで感染する経路（接触感染）の2つが確認されています」

●**わからないこと**● 「空気中を漂うウイルスを含む微粒子を吸い込むことで感染する（マイクロ飛沫感染）可能性も報告されていますが，結論づけるにはさらなる証拠が必要です」

●**解明のために何をしているのか**● 「現在，○○研究所と協働で解明に努めています」

●**解明されるまでのリスク軽減行動**● 「仮に，空気中にウイルスを含む微粒子が漂っていたとしても，室内の換気をしていればリスクを減らすことができます。○分に1度は，窓を開けて換気をしてください。また，咳やくしゃみで他人に感染させないように，咳や発熱等の症状のあるときはマスクをしてください。さらに，ウイルスの付いた手で鼻や口等を触り感染しないように，こまめに石鹸で手を洗ってください」

リスクを解明していくプロセスや見通しを示すには，以下の例文も参考になるだろう。

・「現時点では，○○（例：リスクの大きさ等）は把握できていません。しかし，私

たちにはこうした事態に対応するための□□（計画，体制等）があり，現在はそれに基いて，△△（協力機関名）と協働で把握に努めています」

・「さらなる情報が確認されたら，すぐに（○月○日に結果が出るので）●●（記者会見，ウェブサイト等）でお知らせします」

上記のように，プロセスや見通しを，透明性と一貫性をもって伝え続けることで，混乱する状況下でも秩序を感じさせることができる。さらに，透明性をもってプロセスを示すことは，「解決に向けてともにこの事態に立ち向かう一員」と感じさせ，CERCで求められる「コミュニティ・エンゲージメント」や「エンパワメント」につながるのである。

2-4 危機下にリスク比較をしない方がよい2つの理由

なじみのないリスクについて説明する際に，異なるリスクを比較して見せる「リスク比較」をすることがある。COVID-19の説明をするときに，SARSやインフルエンザ等の別の感染症を引き合いに出し，その感染力や致死率を示しながら説明するのはリスク比較の一例である。

リスク比較には，リスクの大きさ等の理解度を高められるというメリットがある。しかし，危機下においては，以下の2つの理由から，リスク比較は慎重におこなわなければならない。

❶理由1：リスク評価の結果が変わることがある

1つ目の理由としては，新たな情報が日々更新されている緊急事態の最中には，リスク評価が変わることが珍しくないことが挙げられる。

例えば，COVID-19の場合には，2019年12月から2020年1月中旬までの中国でのみ流行が確認されていたときと，日本の国内で感染者が初めて確認されたとき，パンデミックとなり国内でも1日に確認される感染者数が1,500人以上になったときとでは，それぞれ日本人にとってのリスクの大きさは異なる（リスクについての詳細説明は54頁参照）。

感染状況がどのように展開していくかわからない，2020年1月から2月中旬にかけて，わが国では「日本国内ではCOVID-19による死亡者は出てはいない。インフルエンザの方がよほど生命に影響を与えるのだから，そんなに恐れる必要はない」と，結論づけるような発言をメディア等でする専門家がいた。こうした発言は適切でなく，情報提供者としての信用を失いかねない。

ウイルスの性質についてまだよくわからず，ワクチンも治療法も開発されておらず，日々新しい情報が更新されている緊急事態の最中に，リスク比較をするときは気をつけなくてはならない。

❷理由２：意図的にリスクを過小に示しているという疑いを招く

　２つ目の理由として，意図的にリスクを過小に示しているという疑いを招く結果になりかねないということがある。

　例えば，福島第一原子力発電所の事故後，放射線量を示す単位の説明をする際に，レントゲンや飛行機によって被ばくする放射線量との比較をし，その上で，「今回の原発事故によって拡散した放射線量は，健康に影響が出るレベルではない」と説明した専門家がいた。それに対し，「原発事故によって拡散した放射線は，浴びる時間が違うではないか」等という批判が起きた。

　なぜ，こうした批判が起こるのかと言えば，それは，人々の恐怖や不安といった感情により認知されたリスクを考慮した伝え方になっていないからである（詳細は 55 頁の「リスク認知」を参照いただきたい）。そして，結果として，意図的にリスクを過小に示し，安心させようとしているのではないかと捉えられてしまうのである。

❸それでも，リスク比較をして説明しなければならないときの３つのポイント

　これらの理由から，危機下においてリスク比較はしない方が無難であるが，それでも，なじみのないリスクについて説明するために，どうしても比較しないと説明できないこともあるだろう。そうした場合には，

- ・わかっていることのみを伝えること。
- ・比較した後に「だから心配する必要はない」と安易に安心の約束をしないこと。
- ・わからないことについては推測で答えずに，解明中であると伝えること。

の３点を押さえておく必要がある。

　例えば，2020 年 1 月から 2 月の時点での COVID-19 のリスクについての説明であれば，「日本国内では，まだ COVID-19 による死亡者は出ていない。このため，日本国内の現状だけを見ると，致死率はインフルエンザの方が高いと言える。しかし，中国の様子を見ると，楽観視はできない。今後，国内の感染者数が増えたらどうなるかは，現時点ではわからず，現在，国立感染症研究所と協働で解明中である」といった具合である。

行動を促す

3-1 緊急時のメッセージのポイント：短い・簡潔明瞭・肯定的・一貫性

　緊急事態が発生すると，家族や近所の人等，様々なところから情報が行き交うために情報過多となり，脳が疲れやすくなる。さらに，恐怖や不安等，様々な感情が高まり興

奮状態にあるため，情報を取り入れ，理解するのが難しくなる。こうした人々の脳や心の特徴を考慮し，初動期には，短く，簡潔明瞭に，肯定的な表現で，とるべきリスク回避・軽減行動について繰り返すことが重要である。

　よいメッセージは，地震や津波の発生直後のアナウンサーの言葉を思い出すとイメージしやすい。「緊急地震速報が出ました。強い揺れに警戒してください」「津波の恐れがあります。海岸から離れてください」「津波警報が発表されました。いますぐ逃げてください」等，短く，簡潔明瞭に，肯定的な表現で，一貫性をもって，とるべきリスク回避・軽減行動について繰り返すのがポイントだ。

Case Study

感染症の専門家に「3密を避けるように」と言われたら，どうメッセージデザインする？

　2020年のCOVID-19対応の際，政府の諮問的な役割を担う専門家が「①換気の悪い密閉空間，②多数が集まる密集空間，③間近で会話や発声をする密接空間の3つの"密"の条件のそろった場所で，クラスター（感染者集団）発生のリスクが高い」ということを発見し，公表した。それを受け，「密を避けて外出しましょう」（図3-1）が，

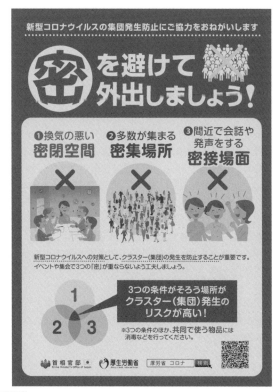

図 3-1　「密を避けて外出しよう」のポスター（厚生労働省HPより）

45

国民に向けた行動を促すメッセージとして活用された。

「密を避けて外出しましょう」が初動期に適さない 4 つの理由

　このメッセージは，リスク説明としてはわかりやすいが，「密を避けて外出しましょう」という行動を促す部分が，初動期には適さない。その理由は 4 つある。

　まず，長くて覚えにくいということ。最初に「3 密（＝ 3 つの“密”）」の紹介をする際に，スポークスパーソンが「3 密というのは，ですね……えーっと」と，パネルを見ないと「3 密」の内容を説明できない場面があった。「3 密」という言葉は覚えても，その 3 つの“密”の内容をすらすらと言える国民，特に高齢者等がどれだけいたかは疑問だ。緊急時において，命と健康を守るための最善の行動を促すには，長くて覚えにくいメッセージを使うべきではない。

　次に，不明瞭であるということ。このメッセージが発信されたとき，「お花見は密閉空間じゃないからいいのか？」「人との密接が避けられない通勤電車やエレベーターは乗っていいのか？」等の混乱が生じた。平均的な日本語の理解力をもつ日本人の成人ですら混乱したのだから，外国人を含めて日本語の理解力が低い人にとっては，さらに理解しにくかったはずだ。不明瞭であることは，混乱を生じやすくするだけでなく，風評被害を招きかねない。第 2 章（20 頁）で，疲れた脳は「3 密」の条件を熟考するのではなく，「クラスターが発生したと報道された場所が危ない」というように，「直感」で判断することを述べた。こうしたことから風評被害につながることがないようにするためにも，表現を工夫したい。

　3 つ目に，「密を避けよう（＝密をしないで）」と否定的な表現をしていること。緊急事態には，「～をしてください」と肯定的な表現をすることが重要である。それは，「～しないで」と言われると，「では何をしたらいいのか？」と人々に考えさせることになり，情報が混乱しやすくなるためである。つまり，「密を避けよう（＝密をしないで）」と表現すると，「それでも通勤のために満員電車に乗らないといけないのだけれど，どうしたらいいの？」等，生活場面での様々な行動を人々に考えさせることになる。そうすると，人により捉え方が異なるため，情報が混乱しやすくなるのだ。

　4 つ目は，都市部の住民にとって，このメッセージは矛盾した内容であること。「密を避けて外出しましょう」は，「密を避ける」と「外出する」という 2 つの行動を促すメッセージである。しかし，日本は都市部に人口が密集しているという特徴のある国だ。多くの人が都市部に住んでおり，都市部の住民にとって「密を避けて外出する」ことは不可能に近い。都市部の住民にとって，「密を避けるために，家で過ごそう」なら一貫性を感じるが，「密を避けて外出しましょう」は矛盾を感じるものである。

「密を避けて外出しましょう」メッセージの改善案

　では，専門家から「①換気の悪い密閉空間，②多数が集まる密集空間，③間近で会話や発声をする密接空間，の 3 つの“密”の条件のそろった場所でクラスターが発生しているので，国民に“3 密”を避ける行動を促してください」と言われたら，CERC 担当者としては，どのようなメッセージを作成したらよいのだろうか？

　繰り返すが，緊急事態において人々に行動を促すメッセージのポイントは，「短い・簡潔明瞭・肯定的・一貫性」である。これらのポイントを踏まえると，次のようなメッセージが一例として考えられる。

　　　●密閉空間を避けてほしいとき●「室内では○分に一度，窓を□分間，開けてく

ださい」
●密集空間を避けてほしいとき● 「人と集まるときは，○人以内にしてください」
●密接空間を避けてほしいとき● 「人と会話をするときは，2m の間隔をあけて
ください。無理な場合は，マスクをつけてください」

　そして，情報発信する前に，「日本語の理解力が低くても簡単に理解できるか」を
子どもや高齢者，外国人等の身近な人に確認したり，専門家に「この表現で“密を避
ける”の意味が変わってしまっていないか」を確認したりするというプロセスが重要
である。
　緊急時には，簡潔明瞭で，すべての人がすぐに理解できる行動を伝えなくてはなら
ない。そのためには，会議で決まった内容をそのまま伝えるのではなく，CERC 担当
班のメンバーが，誰でもすぐに理解できる表現にメッセージをデザインし直して伝え
ることが重要である。繰り返すが，短く，簡潔明瞭に，肯定的な表現で，一貫性をも
たせることが，欠かせないチェックポイントとなる。

3-2 リスク軽減行動だけでなく，「意味ある行動」も促す

　緊急事態が発生すると，人は「意味ある行動をしたい」と思うものである。「私は害
を被るだけの無力な存在ではない。状況をコントロールすることができる」と思えるよ
うに，リスク軽減行動を伝えるだけでなく，一人ひとりができる「意味ある行動」を促
すことも重要である。「私の行動が，社会の助けとなっている」と感じられるような行
動を促すのだ。寄付やボランティアを募るのは，よく見られる一例だ。
　COVID-19 流行時のユニークな例として，東京都では「コロナ対策としてやらなけ
ればならないことを皆で考えて，カルタの読み札にしよう」という取り組みをおこない，
都民からの応募を呼びかけていた。
　また，ニュージーランドでは「ロックダウン」の期間に，外から見える窓際にぬいぐ
るみを飾ることが呼びかけられた。この期間，散歩は推奨されていたのだが，子どもた
ちが散歩の際に新しいぬいぐるみを見つけることで，ロックダウンによる心理的悪影響
を軽減し，楽しみを見出せるようにすることが，この取り組みの目的であった。
　心に余裕がなくなりがちな緊急事態においては，スポークスパーソンが毎日，リスク
の説明や対応の進捗を伝えながら，人々にリスク軽減行動だけでなく，「意味ある行動」
も促し，コントロール感を高め，「私たち皆で団結すれば，この困難を乗り越えられる」
と思えるような，助け合いの精神や団結力を育むムーブメントをつくっていくことが重
要である。

4 対応について説明する

　CERCは効果的に説明や説得をおこない，命や健康を守るための最善の意思決定ができるように人々をエンパワーしていくことを目的としている。「説明」は，CERCにとってとても重要な要素である。リスクについての説明だけでなく，対応についても簡潔明瞭に説明することが重要である。

　初動期に求められる，対応についての説明のポイントは，「緊急事態についての正確な事実」「いま何がなされているか，現在の対応」「誰が，いつ，どのようにその問題を解決するのかについての方針」「見通し」の4つである。

　以下に詳述するが，COVID-19の院内感染が日本で初めて疑われた和歌山県の事例では，次のようになる。

- ●正確な事実● 「本日，済生会有田病院において，1名のCOVID-19の感染が確認されました。他に，同院の関係者の計4名の方々に，COVID-19を疑われる症状があらわれています」
- ●現在の対応● 「現在，その4名の方々に対しても検査をしています」
- ●方針● 「これからしばらく当該病院の外来診療を休止し，感染拡大を抑制するために，感染が確認された人が接触した全員を追跡・検査していきます。また，県内の状況を把握するために，すべての医療機関で疑わしい事例があった場合にも検査し，感染者の探知と隔離を徹底していきます」
- ●見通し● 「この課題が解決するまで毎日会見を開き，今後の進捗は会見でご報告します」

　2020年2月中旬に，県内1例目のCOVID-19の感染者が確認された同日，知事は記者会見でこのように，対応について簡潔明瞭に説明したのである。

Good Practice

和歌山県の簡潔明瞭な対応説明のために不可欠な初動

　2020年1月末，和歌山県湯浅町の済生会有田病院に勤める医師が，発熱等の症状を発するも，その後3日間，解熱剤等を服用しながら勤務を続けていた。胸のレントゲン写真を撮ると，肺に影が見られた。その後，県が調査したところ，同院に勤める

医師と患者3人にも同様の症状があることがわかり，COVID-19の院内感染の可能性が出てきた。

当時，国の指針では，COVID-19の検査対象となるのは中国への渡航歴がある人か，感染が確認された人の濃厚接触者に限られていた。和歌山県の場合はいずれの条件にも当てはまらなかったが，県はその医師がCOVID-19を発症しているのか否かを確認するために，PCR検査を実施した。結果は「陽性」であった。

この1例目の感染者が確認された2月13日，知事は福祉保健部技監とともに記者会見を開いた。そこで，「当該の病院の外来診療を休止すること」「感染が確認された医師が接触した全員を追跡・検査すること」「県内の状況を把握するために，すべての医療機関で疑わしい事例があった場合にも検査すること」という3つの方針を示した。同時に，住民の不安に共感を示し，「これまで受診していた患者で，不安を覚える人に対して接触者外来を設けて対応するため，不安な人は接触者外来に行ってほしいこと」「不安を覚える県民のために相談窓口を増やし，電話相談は24時間体制でおこなうため，不安な人はいつでも電話してほしいこと」という不安を覚える人にとってもらいたい2つの行動を促した。その上で，「今後の進捗は日々の記者会見で報告するため，それを見てほしい」と最新情報を得る方法について述べた。

感染拡大を抑制するための対策としては，政府や大阪府の検査協力を取り付け，入院患者や医療従事者，出入り業者等の病院関係者や感染者の家族・知人を検査した。さらに，感染調査班を立ち上げ，病院周辺での聞き込みを始め，感染の疑いのある計628名の検査を実施した。新たな感染が2週間確認されなかったことから，3月4日，有田病院は安全宣言を出し，通常業務を再開した。それは，最初の会見から約3週間後のことだった。

県民の健康を守ることを第一に，徹底的に疑わしい事例を見つけられるよう迅速に検査体制を拡充し，検査網も最大限まで広げ，短期間でCOVID-19を終息させた和歌山県の対応は，記者会見で日々，透明性をもって伝えられた。この迅速な対応は，国内外のメディアで「和歌山モデル」と呼ばれ，取り上げられた。

ところで，ウイルスの性質や管理方法をはじめ，わからないことが多い状況下でも，和歌山県は，なぜ簡潔明瞭に対応の説明ができたのか？

それは，前述した，初動期のコミュニケーションを成功させるための6つの行動（39頁）がとられていたからである。

通知・調整・協力機関対応

1例目の感染者が確認された2月13日に開かれた，和歌山県新型コロナウイルス感染症対策本部の第1回目の会議[1]で，「情報を一本化」することが決められていた。すべての情報を県に集め，県が情報を分析・判断し，知事か福祉保健部技監がすべての情報を出す，という指揮命令系統とスポークスパーソンを確認していたのだ。また，対策本部会議を開催する前に，技監から病院に電話をし，感染症対策のため病院名を発表する旨の了承を得ていた。

院内感染が起きた病院とその病院を統治する自治体というように，複数の組織が関わる緊急事態が発生した場合においては，「誰が責任をもって情報を集め，判断し，伝えるのか」という指揮命令系統が不明確になることが多い。当然ながら，複数の組織が別々に情報を収集し，バラバラに情報発信すると，情報は混乱する。

和歌山県では，第1回目の会議で，情報収集・情報発信を一本化するように関係機

関に通知し，スポークスパーソンを明確化したからこそ，情報を混乱させることなく効果的な対応ができたばかりか，住民にも一貫性のある情報を提供できたのである。

メディア対応

第1回目の会議録に，「毎日1回会見を開くように記者クラブと調整するように」との指示が，知事より出されたことが明記されている。こうした透明性をもって最新情報を日々伝えようとする姿勢は，記者との信頼関係を構築する。「不都合な真実や一部の情報を非公開にしているのではないか」等とあらぬ疑いをかけられ，批判的な報道をされないためにも，CERC の原則でもある，「最初に，正しく，透明性をもって」伝え続けなければならない。

住民対応

「住民の皆様は不安でしょう」と，知事はまず住民の不安に対して共感を言葉で伝えた上で，接触者外来や 24 時間体制の電話相談等，その不安を軽減するための対策を，住民に求められる前に，率先して公表・実施していた。さらに，日々会見を開き，透明性をもって，進捗を伝えたのである。

資源

県の対策本部でリスク評価を実施し，感染者を確実に探知するために，「発熱等の症状のない人も，疑わしい事例はすべて，迅速に徹底的に検査・探知をする」という方針を決め，任務を割り当てた。そして，検査体制を拡充し，感染調査班も立ち上げ，短期間で感染者の探知・隔離を徹底したのである。

以上のように，情報を混乱させずに，オープンに透明性をもって情報を発信し続けるために必要な初動がとられていたからこそ，不確実性が高い状況下でも，迅速に，秩序を感じさせる対応説明ができたことがわかる好例と言える。

📖 引用・参考文献

1）和歌山県. 和歌山県新型コロナウイルス感染症対策本部会議　会議録. 2020 年 2 月 13 日.

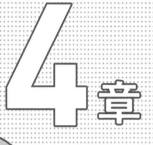

Maintenance：
維持期

「維持期」に求められるコミュニケーション

　「維持期」は，予断を許さない緊急事態の最中ではあるものの，少しずつペースを取り戻してきた時期である。災害や事故の状況が鎮まってきたり，新興感染症であればデータが積み上がってきてウイルスの性質や戦い方がわかってきたりする時期と言える。

　維持期のコミュニケーションには，以下の4つの行動が求められる。

1. 継続中のリスクについて説明する
2. 対象者をセグメント化する
3. 背景情報を提供する
4. 噂の処理をする

1 継続中のリスクについて説明する

1-1 詳細情報を提供する前に検討するべき事項

　緊急事態が発生した直後の「初動期」には，その事態がもたらすリスクについて断片的にしかわからず，時間的な余裕もない状況で提供できる情報も限られているが，「維持期」になるとリスクの詳細についてもわかってくる。

　維持期は，リスクについて明らかになってきた段階であり，その詳細を伝える必要があるのだが，効果的に情報を提供し続けるために，前もって検討すべきことがある。

❶情報提供者

　まず，この緊急事態の主な情報提供者として，「あなたの組織」が情報を提供し続けるべきかどうかの検討である。他に適した情報源があるのであれば，その組織に情報提供の役割を担ってもらおう。

　例えば，2020 年の COVID-19 への対応時，首相官邸，厚生労働省，国立感染症研究所，新型コロナクラスター対策専門家，コロナ専門家有志の会等，対策に携わる各関係者がそれぞれ，ウェブサイトやソーシャルメディアを介して情報を発信していた。第 3 章で繰り返し述べてきた通り，緊急時は，情報を「一本化」するのが基本である。「国の対策とその決断をするに至った根拠となる科学的情報を知りたい場合には，このサイトを見てください」というように，「一本化」するのだ。これまでのアクセス数やわかりやすさ，認知度，国民の信用と信頼の獲得度合い，人的資源等から，どの部門が中心となって情報提供の役割を担うのがよいかを検討し，効果的・効率的に情報提供ができるように人材等を集中させることが重要である。

　スポークスパーソンに関しては，COVID-19 対応の初動期には厚生労働大臣が務めていたが，維持期に入り「新型コロナウイルス感染症対策担当大臣」という新たな役職ができた。これはまさに，リスクの大きさがある程度わかり，その職務に対する労力の見通しがついた維持期だからこその判断と言えるだろう。

❷情報公開の承認プロセス

　情報公開が遅れる理由の多くは，承認プロセスで時間を要することによるものである。初動期に，効率的に承認がなされていなかった場合には，どうすれば効率を高められるかを検討する必要がある。

❸調整

　「情報提供を誰が担うのか」といった役割調整を含め，その緊急事態に詳しい専門家との打ち合わせの頻度，メディアへの日々の情報提供の時間や，通常の情報更新をどうするか等の調整について，この段階で見直すことも大切である。

❹ CERC 担当班の体制の見直し

CERC 担当班の「働き方」の見直しも重要だ。

「CERC 担当班のメンバーは，ほぼ平等に効果的に動けているか。どうすれば，さらに効率を高められるか」「資源は足りているか。人員等，再配分すべきところはないか」「急遽この緊急事態への対応のために任命された人材は，通常業務に戻るべきか，それともこのまま業務を続けた方がよいか」「対応時間は増やすべきか，減らすべきか」「国民やメディアの情報のニーズに合わせた対応をするための補助資金は必要か」等の検討も，効果的な情報提供には必須である。

1-2 初動期に発信したリスク情報の振り返り

リスクやその管理方法について正しく説明することは，情報源として信用されるために重要である。例えば，COVID-19 への対応では，「（2020 年）1〜2 月の時点でおこなわれていたクラスター対策は効果があった」と，初動期におけるリスク管理方法について公表されたが，維持期になるとやり方もわかってくるので，こうしたことを詳しく説明するのが，維持期の特徴だ。

❶ CERC の原則 2：正しくある

そうしたなかで，これまで「正しい」と思っていたことが，実は適切でなかったということがわかる時期でもある。緊急事態においては，時間が経つごとに状況が変化したり，明らかになったりすることは，珍しいことではない。初動期に発信したリスクについての説明，勧告や推奨行動についての情報が現在の状況に適さなくなった，あるいは間違っていたことに気づいたら，CERC の「原則 2：正しくある」の姿勢をもって，最新情報を伝え続けることが重要である。

「原則 2：正しくある」は，「情報提供者たるもの，常に正しい」という姿勢ではない。正しい情報を，透明性をもって伝え続ける姿勢のことである。初動期には「正しい」と思っていたことが，維持期になり新たなエビデンスが得られたり，状況が変わったりして不適切となった場合には，「新たなエビデンスが得られ，以前おすすめしていた推奨行動が，実は不適切だったことがわかった」「状況が変化し，以前お伝えしていたことがいまの状況には適さなくなった」等と，まずは，それを認める。その上で，新たにわかった事実，つまり命と健康を守る最善の意思決定に必要な，判断基準となるエビデンスや状況の変化についての情報や，「その新事実に基づき，何が推奨されるか」について，透明性をもって説明し続けることが重要である。

❷ CERC の原則 6：尊重の気持ちを示す

維持期には，初動期の対応の悪さ等を指摘されることもあるだろう。しかし，そのときに，防御的になってはならない。そうした指摘をするのは，それだけ人々が精神的・身体的な苦痛を経験しているからだということを忘れてはならない。

維持期においては，必要以上に安心したり，逆に「本当に大丈夫なのか」と疑い続けたりするといったことが起こりやすいため，コミュニケーションをしっかりとり，リスクについての正しい理解を促すことが重要である。

とはいえ，リスクについて正しく理解してもらうのは難しい。というのも，「そのリスクをどう捉えるか」「そのリスクを大きく感じるか，小さく感じるか」は，ハザードだけで決まるわけではなく，アウトレイジも関わるからである。

話を進める前に，まず「リスク」と「ハザード」「アウトレイジ」という言葉について説明しよう。

❶リスクとハザードの関係

「ハザード」とは，危害をもたらす要因（危害要因）のことである。一方，「リスク」とは，それが起こる確率や被害の程度，危害要因にさらされる頻度や量を考慮した危険性や危険度のことである。

国や多くの自治体で，地震や津波というハザードが起きたことを想定し，「地震・津波ハザードマップ（被害予測地図）」を作成している。そして，そのリスクは，地震の規模，震源域や波源域，地盤変位，潮位，河川条件，発生確率，社会の脆弱性等によって変わるという考え方である。

事故の例では，2011年に起きた福島第一原子力発電所の事故後，水道水から放射性物質が検出された。この場合，放射性物質がハザードである。放射性物質を含む水道水を飲むことのリスクは，1日にどれだけ摂取するかによって変わる。大量の放射性物質が検出された水を大量に飲むと健康に害を及ぼすリスクは高いが，微量の放射性物質が検出された水を少し飲んでもリスクは低い。

新興感染症の例では，2020年にCOVID-19が国内で発生した際，「通勤電車に乗っていいのか」という不安の声が，メディア等で多く聞かれた。この場合，COVID-19という病気の発症要因である新型コロナウイルスがハザードである。通勤電車に乗ることの感染リスクは，国内や該当する地域内での感染状況，車内の混雑状況，車内の換気や感染の可能性のある発熱症状のある人を乗車させないための検温対策，乗客のマスク着用や乗車前後の手指消毒等，感染リスクを軽減するための対策の徹底度合いによる。さらに，ウイルスを体内に取り込んだ後，病気を発症させ，命の危険がどれくらいあるかは，医療状況，年齢，基礎疾患の有無等が影響する。

つまり，リスクはコントロールできる。このため，私たちは，リスクについて説明し，リスクを最小限に抑えるために，住民一人ひとりができるリスク回避・軽減行動を伝え，社会としても様々な対策を講じ，その内容について住民に説明して理解と協力を得ようとするのである。

❷緊急事態発生後のリスク説明のときに忘れてはならない,「アウトレイジ」の存在

　さて,緊急事態が発生し,リスクについて説明するときに,専門家は「放射線にはα線,β線,γ線という種類があり,単位は〜」「放射性物質は自然界にも存在して〜」等というように,まずハザードの話をする。放射線の種類や単位を含め,ハザードへの理解がなければ,その先にある「検出された数値が何を意味して,どれだけのリスクがあるのか」「そのリスクを減らすために何をしたらいいのか」等のリスクについての説明を理解してもらうことが難しいからだ。

　しかし,「そのリスクをどう捉えるか」には,アウトレイジも関わっていることを覚えておきたい。「アウトレイジ」とは,緊急事態により引き起こされた恐怖や不安,怒りや心配等のレベルのことである。リスクの説明のときに住民との間に亀裂が生じるのは,このアウトレイジの存在を忘れていることが多い[1]。

1-4 リスク認知

　「そのリスクをどう捉えるか」「そのリスクを大きく感じるか,小さく感じるか」といった捉え方のことを,専門用語では「リスク認知」と呼ぶ。繰り返しになるが,リスクについてどれだけ丁寧に説明してもわかってもらえないのは,アウトレイジの存在を忘れているときが多い。

　緊急時というのは,初動期には恐怖感情や不安が高まり,維持期にはそうした感情に「怒り」も加わることが多い。そのようなときには,リスクを高く認知しやすいものである。そうしたなかで,「いや,そうじゃないのですよ。科学的にはそこまで怖がる必要はないのですよ」等と人々の恐怖や不安を否定し,一方的な説明をすると,対立感情や怒りが芽生えることになる。

　また,「そのリスクを受容するか,しないか」といったリスク認知は,個人が利益(ベネフィット)と損失のバランスをみてどう思うかで決まる。「ベネフィットが損失より大きい」と思えばリスクを受容するし,「損失の方が大きい」と思えば,いかなるリスクも受けたくないと思うものである。

　例えば,日本から欧米の都市へ飛行機で行くと,1往復で0.1〜0.2ミリシーベルトほどの放射線を浴びると言われている。しかし,海外旅行や出張で得られる楽しさや学び,ビジネス拡大のチャンス等のベネフィットの方が大きいと思えば,人は「微量の被ばく」というリスクを受け入れて,飛行機に乗るという意思決定をする。

　「そのリスクを大きく感じるか,小さく感じるか」といった捉え方は,「自分が選択して被るリスクか,それとも強制されたものか」「なじみのあるリスクか,それとも未知の新しいリスクか」等によっても左右される。多くの人が飛行機での移動による被ばくリスクを気にしないのは,乗るか・乗らないかの選択は自分がするものであり,飛行機に乗るという行動は日本人にとってなじみのある行動であるからだ。

一方，福島第一原子力発電所の事故で放出された放射性物質による影響についてはどうだろうか。同じ放射線の話だが，原発事故により放出された放射性物質による放射線を浴びても，何のベネフィットもない。しかも，それは選択の余地なく被ることになったリスクで，多くの日本人が初めて経験するものであった。微量の放射性物質が水道水や食品から検出されたときに，どれだけ「基準値を下回っている」と説明しても，「微量でも体に入れたくない」という強い拒否反応が起こったのは，このためである。

そうならないために，住民のリスク認知を理解し，もし住民がリスクを過大評価しているようであれば，その「少しのリスクでも嫌だ，怖い」という気持ちに理解を示した上で，科学的な視点も紹介し，お互いの知識や認識のレベルを合わせていきながら適切な意思決定や行動へとつなげることが重要である。

例えば，微量の放射性物質が水道水から検出された場合であれば，「現在の数値であれば健康への影響はありませんので，安全に飲んでいただけます。それでも気になる場合は，数値が低くなったときの水道水を清潔な容器に密封しておき，それを○日以内に飲むとよいでしょう。全国の環境放射能水準調査結果は，文部科学省の上水（蛇口水），定時降下物のモニタリングのサイトで毎日確認できます」[2] という具合である。こうして人々の気持ちに理解を示した上で，さらなる情報として，自然界にも放射性物質が存在することや，「この基準値は，"この値を超えると健康に影響を及ぼすため飲まないように"と示すための制約の値ではなく，衛生管理者が追加の調査を検討し始める値である」[3] ことも説明しよう。

くれぐれも，「科学的に安全です。心配する必要はありません」というパターナリズムの姿勢で，上から目線の一方的なメッセージを伝えないようにしよう。科学的にみたリスクの大きさと，住民が認知しているリスクの大きさは異なることを意識して伝えることが重要である。

1-5 恐怖感情を動機づけにつなげるメッセージの作成ポイント

今度は，リスクが感情により過小評価されている場合で考えてみよう。

例えば，米国の COVID-19 の感染拡大状況は 2020 年 3 月下旬から急激に悪化し，ジョンズ・ホプキンス大学システム科学工学センターの集計[4] では，4 月末には累積感染者数が 100 万人を超え，死亡者数も 5 万 8 千人を超えた。感染者数，死亡者数ともに，世界で最多となった。

ところが，5 月初旬に，COVID-19 の非常事態宣言が解除され経済活動が再開されたことにより，多くの米国民が安心し，リスク軽減行動をとらなくなったようだ。7 月上旬の本稿執筆時点では，累計感染者数 273 万 5 千人以上，死亡者数 12 万 8 千人以上に上り，依然，感染者数，死亡者数ともに世界最多で，さらに 1 日に確認される感染者数が 2 日連続で 5 万人を超え，過去最多を更新していた。

さて，こうしたときには，リスクをどのように伝えたらよいのか？　これを考える上でカギとなる，恐怖感情が高まるメカニズムとそれをコントロールする方法を解説したモデル，The Extended Parallel Process Model[5] を紹介しよう。

このモデルによると，人の恐怖感情を引き起こす情報には，「私は脅威にさらされている」という感受性，「被害を受けたら，その害は大きなものだ」というひどさ，の2つの要素が含まれている。「感受性」と「ひどさ」の要素をメッセージに盛り込み，ある程度まで恐怖感情を高めることにより，「リスク軽減行動をとろう」という動機づけに役立つ。「非常事態宣言は解除されましたが，引き続き，感染症予防対策に努めてください」というようなメッセージには，「感受性」も「ひどさ」も含まれていないため，恐怖感情を引き起こすことはできない。よって，リスク軽減行動を動機づけることもできないわけだ。

これを踏まえて，どう伝えたらよいのかを考えよう。

1つ目のポイントは，「感受性」と「ひどさ」を強調することにある。ただし，ここで注意しておかなければいけないのは，恐怖感情の高まりが個人が受け入れられる最高レベルにまで達すると，人は健康を守るのに必要なリスク軽減行動ではなく，むしろ恐怖をもたらした対象に対して攻撃的な行動をとったり，あきらめたりするという特徴をもつことだ。危機下で，団結して乗り越えなければならないときに，批判や差別，デモや暴動等の攻撃的な行動が起こるのは，このためである。つまり，「感受性」と「ひどさ」を強調し過ぎて，怖がらせ過ぎてもいけないわけだ。低過ぎることも，高過ぎることもない，リスク軽減行動を動機づけるのに適切なレベルの恐怖感情へとコントロールしなければならない。

では，どうしたらよいのか？　ポイントは，リスクについて「感受性」と「ひどさ」の2つの側面から説明をするのと同じタイミングで，「反応効力感」と「自己効力感」を高めることにある。これが2つ目のポイントとなる。反応効力感とは，推奨されている行動にリスクを回避・軽減する効果があると感じる程度のことで，自己効力感とは，「私ならその推奨されている行動がとれる」という自信の程度のことである。

前述した本稿執筆時点での状況で，米国政府が，これらのポイントを踏まえたメッセージを発信したとすると，次のようになる。

○恐怖感情を高める2つの要素とメッセージ例

●ひどさ●「経済活動は再開しましたが，まだワクチンも治療薬もないため，もしCOVID-19 に感染し，重症化したら大変なことになるという状況に，変わりありません。わが国では，この数か月間で，この病気により 13 万人近くの方々の命が失われました」

●感受性●「すでに 273 万 5 千人以上の方の感染が確認されており，感染者数はいまだ増加傾向にあります。この1週間を振り返ると，1日に確認される感染者数

平均4万人以上で，しかも，この2日間は1日の感染者数が5万人以上に上り，2日連続で過去最多を更新しています」

○**恐怖感情をコントロールする2つの要素とメッセージ例**

●**反応効力感**● 「人との間隔を2mとり，会話をするときにはマスクをつけ，そして帰宅後は，水と石けんで30秒かけて丁寧に手を洗うことで，感染リスクを減らすことができます※」

●**自己効力感**● 「人との間隔をとること，マスクをつけること，手洗いをすることは，どれも簡単にできることです。マスクがない方は，布で鼻と口を覆ってください」

（※ここで推奨している3つの行動は，執筆時点で厚生労働省が感染防止の3つの基本として推奨している内容を用いた。）

なお，感染者数が減少傾向にあるために外出や営業の自粛要請を解除するといったよいニュースがあるときには，「もう大丈夫」と安心させるのではなく，「まだ気は抜けない」ことを伝える。その上で，個人が簡単にできるリスク軽減行動を伝え続けることが重要である。

Good Practice

医療関係者への風評被害を防いだギニアのテリメレ県

　新興感染症の治療に従事する医療関係者が差別や攻撃の対象になることは，決してあってはならない。しかし，現実には起こってしまうことがある。こうした行動が起こる理由は，危機下における恐怖感情や怒りの高まりや，情報を直感で判断する特徴（18頁）によるものだ。わが国では，COVID-19のパンデミックの際，治療に従事する医療関係者への差別が起こり，2020年3月末に厚生労働省が「新型コロナウイルス感染症対策の基本的対処方針」のなかに，「医療関係者が風評被害を受けないための取り組み」という項目を入れることになった。

　では，こうしたことが起こらないようにするには，具体的に何をしたらよいのか？ギニアのテリメレ県のケースから学びたい。COVID-19よりさらに致死率の高いエボラウイルス病（EVD：当時は「エボラ出血熱」と呼ばれていた）。2014年にはまだワクチンも治療薬もなく，何度も流行に見舞われていた西アフリカには，この感染症に対して強い恐怖感情を抱く住民は多かった。感染が疑われると病院に搬送されるが，結局死に至り，感染症予防のため葬儀すら満足にさせてもらえない。こうした恐怖や悲しみ，怒りを多くの住民が経験していた。地域によっては，恐怖や怒り等の矛先が医療関係者に向けられ，攻撃行動が見られるようになった。

　しかし，ギニアのテリメレ県では，住民の気持ちに共感・尊重し，恐怖や怒り等の感情にうまく対処するために必要な情報を住民に提供することで，信用と信頼を獲得

し，分断を防ぎ，協力を得て，エボラウイルス病のアウトブレイクを 2 か月あまりで終息させることができた[6]。テリメレ県とは，エボラウイルス病の流行地から少し離れた，人口 30 万人規模の自治体である。

では，どのような対応がなされたのか，紹介しよう。

❶ CERC の原則 4：共感の言葉を述べる，原則 6：尊重の気持ちを示す

2014 年 5 月，テリメレ県でのエボラ感染者 1 例目となるソロゴヤ村に住む女性が発熱し，テリメレ病院で腸チフスと診断され，入院後に死亡した。同じ週にその女性の家族 2 名も同じ症状を訴え，入院後に死亡した。その後，同家族からさらに 2 名が似た症状を訴えソロゴヤ保健センターを訪れたため，これまで通りテリメレ病院に搬送・入院させようとしたところ，患者らは病院に搬送されることを強く拒否した。すでに 3 名の同じ症状を発症した家族が，その病院に運ばれた後に死亡していたからだ。

その気持ちに共感を示し，尊重したテリメレ病院や保健センターの職員は，病院への搬送はせず，代わりに病院の検査チームが村に来て，サンプルをとることにした。すると，村にもエボラウイルスが入ってきていることが確認された。そこで，ソロゴヤ保健センターの敷地内に治療センターと県のエボラ対策本部が設置され，そこに国境なき医師団が派遣されてきた。また WHO は，その治療センターに，全体的なコーディネート，サーベイランス，データ収集のため，エボラウイルス病の専門家チームを派遣した。

こうした動きは，テリメレ病院に搬送されることを拒否した患者やその家族の意思を尊重するとともに，住民間で広がる「テリメレ病院に行くと，1 人孤独に死んでいくことになる」という恐怖や悲しみ，怒りに理解を示すことから始まった行動だ。共感や尊重を示すことは CERC の原則であるが，相手を尊重し，その気持ちに共感してはじめて，信頼関係を築く土台ができるのである。

❷ リスク説明と，反応効力感と自己効力感を高めるリスク軽減行動の説明

治療センターを設立した後，地域の保健医療専門職は，エボラウイルス病についての住民教育を開始した。「患者や死亡者の血液や体液から感染するため，罹患した家族の世話をすると感染してしまう（感受性）」「感染したら，突然の発熱や強い倦怠感等の症状があらわれ，ひどくなると，吐血や下血も見られるようになり，死に至ることも少なくない病気である（ひどさ）」とリスクの説明をすると同時に，「しかし，家族にこうした症状があらわれたとき，すぐに治療センターに連絡し，医療にかかると，治る可能性が高まり，またあなたも感染せずに済む（＝反応効力感）」「その治療センターに連絡をすれば，職員が安全に搬送してくれる。連絡することは，簡単にできる（＝自己効力感）」という 2 つの効力感を高めるリスク軽減行動についても伝えたのである。

誰かが体調が悪いときには，まず家族が集まって世話をする，というその地域の風習を理解した上で，早期に医療にかかることの効果（＝「反応効力感」を高める内容）と，簡単に医療にかかれること（＝「自己効力感」を高める内容）を強調して伝えたのだ。

❸ CERC リズムの全段階を通して求められる「評価」

住民教育の際，保健医療専門職は住民と双方向のコミュニケーションをとり，そこ

から学んだことを対応の改善に活かした。例えば，治療センターでおこなわれる治療に対する不信感があったり，罹患した家族を1人孤独に死なせたくなかったりするために，症状があっても治療センターに連絡することを躊躇する家族が少なくないことが明らかになったため，治療センターでは，透明性をもたせ，家族が患者から距離を置いて話せるように工夫をした。これはまさに，CERCリズムの全段階を通して求められる，「評価」である。緊急事態への対応中であっても，住民との対話の内容を分析し，その評価の結果を対応の改善に活かすことが，CERCでは重要である。

　同時に，住民からの情報をもとに保健局は感染者との濃厚接触者を追跡するチームを設け，モーターバイクで地域を回り，探知と隔離を徹底した。

❹住民から信頼されている人との協力関係の構築

　県のエボラ対策本部には，当初から行政・保健医療関係者の他に，住民の信頼を集めている宗教指導者や「グリオ」という伝統的な音楽家もメンバーとして関わっていた。住民の信頼を得ている宗教関係者を招集した理由は，「遺族が遺体を洗い清めて弔う」という，この地域特有の葬儀の風習が感染拡大の一因となっており，これを防ぐために新たな葬儀の形式を開発し，行政・保健医療関係者からではなく，宗教関係者からその新たな形式を伝えてもらうためであった。

　「愛する人の遺体に触れないように」というのは，繊細な事柄だ。「感染してもいいから，愛する人が天国に行けるように，風習に沿った形で弔ってあげたい」と思うのは，人として自然な気持ちだろう。こうした住民の気持ちを当初から予測し，宗教関係者を巻き込んでいたのである。宗教関係者は，「遺体に触れなくても，清めて弔える新たな形式」を生み出し，それを住民に伝え，その新たな形式で死亡者を弔った。この方法は，遺体に触れないという行動を住民に受け入れてもらうための戦略として有効であった。

　また，行政・保健医療・宗教関係者協働で，エボラウイルス病にまつわる噂やデマがあれば，その真相に答え，住民の信用と信頼を獲得したのである。

　こうした感染症対策とコミュニケーションを徹底的におこなった結果，ギニア全体の死亡率は約60％だったのに対し，テリメレ県では38％に抑えることができたばかりか，エボラウイルスが入ってきて2か月あまりで終息を果たすことができたのである。もちろん，医療関係者が攻撃されるということも，起こらなかった。

対象者をセグメント化する

　初動期の一刻を争う状況下では，入手した情報の正確性を確認し，とにかく迅速に伝えることが最重要となるが，維持期になり，ペースを少し取り戻したら，人々の属性や特徴等に合わせて，求められている情報を適切な表現にして，確実に届く伝達経路で伝えることが重要になる。

　対象者によって，緊急時に必要とする情報は異なる。例えば，2020年のCOVID-19

対応の場合であれば，患者や患者家族，治療に当たっている医療従事者，県や保健所の職員，自粛要請のため収入が減少した事業者，仕事を失った人，「高リスク者」とされている高齢者や持病のある人，クラスターが発生した職場の責任者，感染症対策を徹底しなければならない飲食店経営者，空港や検疫等で水際対策を担う職員，休校中の学校の教員・児童・生徒・学生等，私たちの社会には様々な状況や立場の人がいる。そうした状況や立場により，その人が求める情報は異なる。

　また，対象者によって，情報をどのように伝えるか，その表現方法も変える必要がある。例えば，ウイルスについての説明一つをとっても，理解度や関心度が高いか・低いか等により，使う言葉やどこまで詳しく説明するかが当然変わるものである。また，睡眠時間を削って緊急対応に当たっている多忙な職員に対しては，図解化する等して，読み込まなくてもポイントがわかるようにする工夫が必要である。

　さらに，各対象者に確実に情報が届くように，伝達経路を検討する必要もある。情報を準備しても伝達経路が不適切だと，必要な人にその情報が届かず，命や健康を守る最善の意思決定ができないということになりかねない。

　このように，対象とする人々を共通する属性や特徴等で分類することを「セグメント化」と言う。わが国では，COVID-19 対応の維持期に，厚生労働省は，「高齢者や持病のある人」「妊婦」「外国人」「企業や労働者」「自治体・医療機関・介護施設」等に分類し，各対象者のニーズに合わせた情報を提供していた。また，首相官邸のウェブサイトも，暮らしや仕事の困り事別に，支援策が検索できるように工夫されていた。これらは，セグメント化した情報提供の一例である。

　ただし，インターネットを介した情報提供に偏り過ぎないように注意が必要である。IT 化は大切だが，日本は何と言っても人口の約 3 割が 65 歳以上という高齢社会である。地方など，高齢化率がさらに高い自治体も多い。このことを強く意識し，緊急時に必要な情報が届かないがために，一部の人々のリスクが高まったり，不利益を被ったりすることがないように，内容や表現だけでなく伝達経路も考慮する必要がある。

　情報を伝えるべき人々をセグメント化し，各対象者に合わせた情報や資源を，臨機応変に，各対象者に確実に届く伝達経路で提供することが重要だ。そのために，「伝えるべき相手に，必要な情報が届いているか」「相手がそれを理解できているか」を確認することが必須である。

Good Practice

学校休校中の小学生を対象とした「TOKYO おはようスクール」

セグメント化した情報提供のユニークな好例として，学校休校中の小学生を対象と

した東京都の取り組みを紹介しよう。

COVID-19 の感染拡大抑制を目的に，国からは「緊急事態宣言」が発令され，各自治体からは「自粛要請」が出された 2020 年 4 月のことである。未知のウイルスがもたらす初めての事態に，人は不安を覚えるものだ。子どもにとっては，さらに状況が理解しづらいなかで行動制限が強いられることになるため，そのストレスは大きい。兄弟喧嘩が増えたり，年齢にそぐわない幼い行動をとったりするというのは，行動面にあらわれるストレスサインの一例だが，ときにこうした行動が，見通しが立たずに同じようにストレスを感じている親をイラつかせることになる。家族が団結して緊急事態を乗り越えないといけないときに，虐待や DV が起きたりするのはこのためだ。

さて，こうした事態への対応として東京都は TOKYO MX テレビを活用して，4 月 15 日から 5 月 29 日の間，学校休校中の子どもたちの生活や学習の習慣づけを支援することを目的に，月曜日から金曜日まで毎朝 8 時 30 分からの 30 分間，「TOKYO おはようスクール」という番組を放送した。毎朝，COVID-19 の予防行動や家庭でできる簡単な運動，国語・算数のミニ学習コーナー等の内容を学べるようにし，さらにクイズを出し，「帰りの会」である 14 時 56 分から 58 分の間に答え合わせをするようにしていた。また，その番組はインターネット動画「エムキャス」でも配信し，見逃しても，いつでも視聴できるようにしていたのである。

ストレスにうまく対処するには，認知力の発達が必要である。「何が起こっているのか」「いま，自分がどういう状況に置かれているのか」「その出来事にどう対処するか」といったことを考える作業が，ストレス対処には関わるからだ。このため，まだ認知力が十分に発達していない子どもにはストレスを緩和する取り組みが必要だが，緊急時にはどうしても後回しになったり，忘れがちになったりすることは少なくない。東京都では，そうした社会的に弱い立場にいる子どものストレスに配慮し，テレビとインターネット動画という子どもがアクセスしやすい伝達経路で，わかりやすく情報を伝えていたのである。

3 背景情報を提供する

3-1 意思決定に必要な情報

初動期は，事態がまだよくわからないまま対応に追われるものだが，維持期になると，状況についての背景情報も蓄積されてくる。情報提供者（政府・自治体・専門家等）同様，住民もまた，それぞれがいまもっている情報をもとに意思決定をしている，ということを忘れてはならない。緊急時に，住民が，命と健康を守る適切な行動がとれないことがあるのは，意思決定をするための情報が十分に共有されていない場合が多い。このため緊急時こそ，「どういう情報をもとにして，なぜその決断をしたのか」という背景情報を共有することが重要となる。

例えば，COVID-19対応では，2020年3月，厚生労働省コロナ対策クラスター班による試算が公表された。自粛によって人と人との接触をできる限り絶つ，あるいは"3密"を避ける努力を国民に続けてもらうことができなければ，爆発的患者急増（オーバーシュート）が起こりかねず，地域における現有の人工呼吸器の数を超えてしまうという「医療崩壊」の可能性を示す内容であった[7]。自粛を要請する場合，その経済的な悪影響は大きい。それでも国民の理解と協力を得るためには，ただ自粛を要請するのではなく，その決断を下すに至ったこうした背景情報をできるだけ詳しく明瞭に説明し，お互いの知識と認識をできるだけ合わせられるように共有した上で，理解と協力を求めなくてはならない。

　CERCの目的は，効果的に説明や説得をおこない，命や健康を守るための最善の意思決定ができるように人々をエンパワーしていくことだ。そのためには，CERCで求められる「コミュニティ・エンゲージメント」と「意思決定とエンパワメント」の姿勢をもつことが欠かせない。

3-2 先を見通すためのガイダンス

　維持期になり，背景情報が蓄積されてきたとはいえ，まだわからないこともあり，緊急事態の混乱の最中であることには変わりない。そうした混乱のなかでも，秩序を感じさせることが重要である。

　では，人は，何があれば秩序を感じることができるのか？　必要なのは，先を見通すためのガイダンスである。「現在，どのような対応がなされていて，どういう状況になったら，どう行動していくつもりか」，先の見通しを示すことが，混乱のなかでも秩序を感じさせるために重要である。

　2009年の新型インフルエンザ流行の際に示された，「海外発生期」「国内発生早期」「国内感染期」「小康期」の4段階に分け，「どのステージになったら，何をするのか」という先行きを見通せるようなガイダンス[8]は，好例である。こうしたガイダンスは，専門家の間だけで共有するのではなく，国民に対しても，「現在どの段階にあって，どういう状況になったらどのような対応をするのか」，日々の会見等でスポークスパーソンが説明することで，国民も秩序を感じることができるのである。

Good Practice

自粛要請の解除基準と再要請基準を示した「大阪モデル」

　COVID-19対応において，大阪府は，先を見通すためのガイダンスを示すとともに，

それについて知事が一貫性をもって毎日説明するという，まさに混乱のなかでも秩序を感じさせる理想的な情報提供をおこなっていたので，紹介しよう。

　国がCOVID-19の緊急事態宣言を月末まで延長する方針を決めた，2020年5月初旬。大阪府は全国に先駆けて，自粛要請の目的を明確化した上で，その目的をもとに算出した解除と再要請の数値基準「大阪モデル」を策定し，知事が次のように説明した。「大阪府にとって自粛要請の目的は，医療崩壊を防ぐことだ。では，医療崩壊させないためにはどういう状態になる必要があるのか？　専門家の試算では，『新規の感染経路不明者10人未満（7日間平均）』『PCR検査の陽性率7％未満（7日間平均）』『重症者向け病床使用率60％未満』の3つの基準を7日間連続で満たす必要があることが導き出された。そこで大阪府では，これらの基準を7日間連続で達成すれば要請を段階的に解除することにした」※

　自粛要請の目的を明確にした上で，その目的を満たすために必要な条件を示した，見通しがつきやすい説明である。また，知事は公表時に一度説明するだけでなく，そこで示された数値の根拠や，「陽性率7％未満」や「病床使用率60％未満」の基準は適切な医療提供体制が構築されているかの確認にもなるとする背景情報を，メディアや数時間に及ぶ日々の会見で繰り返し丁寧に説明した。さらに，同じタイミングで，一度解除されても，また次の感染拡大の波がくることに備えることが大切だとし，再要請の基準についても説明していたのである。

　新興感染症の感染拡大抑制のための自粛要請という，過去に例のない先行き不透明な事態に，人は不安を覚えるものだ。混乱した緊急時だからこそ，先を見通せるようなガイダンスを，できれば概念だけでなく数値という客観的指標とともに示すことが，秩序を感じさせるために重要である。とはいえ，誰も経験したことのない不透明な緊急事態の最中において，先を見通すためのガイダンスを示すことは至難の業である。そのためにも，ガイダンスを示すために必要な情報の収集，分析，連絡調整，そしてわかりやすい説明資料の準備等を担う職員の存在が欠かせない。大阪府の場合では，新型コロナウイルス感染症対策本部に22班，250名の体制を組み，患者情報管理システムの導入や患者情報分析，クラスター，院内感染分析等，各班がミッションを達成すべく団結して取り組んだからこそ，先行きを見通せるガイダンスを全国に先駆けて示すことができたのである。

（※基準となる数値は，後日，修正が入った。ここでは基準の内容ではなく，説明の仕方を参考にしていただきたい。）

4

噂の処理をする

4-1 インフォデミック

　緊急事態においては，噂やデマが生じやすい。2020年にパンデミックとなったCOVID-19の発生時，WHOは「デマ情報がウイルスよりも速く伝染する"インフォ

デミック"が起きている」と注意喚起をした。

「インフォデミック」とは，「情報（information）」と「急激な伝染（epidemic）」から成る，「情報過多状態」を示す造語で，それには誤解を招いたり，有害だったりする情報も含まれる。

そうした情報過多状態は，人々の健康に以下の悪影響を及ぼしかねない[9]。

・正確な，科学的根拠に基づく情報や助言を見極めるのを難しくする。
・不安，心配，その他のメンタルヘルス上の問題を高める。
・誤解を招いたり，危険な助言を信じたりする。
・公衆衛生のメッセージに対して，疲れ，無関心，敵意を抱く。
・他人恐怖症，憎しみ，排除を促す。

ソーシャルメディアの発達により，インフォデミックはより起こりやすくなっている。

では，こうした悪影響を軽減するために，どうしたらよいのか？　ポイントは，情報提供者としての信頼を獲得することだ。緊急事態対応を担う情報提供者を信頼するほど，インフォデミックによる悪影響を受けずに，健康を守るためのガイダンスに従い，予防行動をとるようになることが確認されている。一方で，コミュニケーションが遅くて不透明だったり，矛盾があったりすると，情報提供者としての信頼は失われ，インフォデミックを通してその信頼性の低下は加速する。

未知のウイルスでまだ不確実なことが多く，日々，科学的情報や助言が更新されるような場合には，人は，情報提供者に対して矛盾を感じ，疑いを抱きやすくなる。このため，解明していくプロセスを透明性をもって説明し続け，時間とともに研究も発展し，それによりさらなる対応の改善も可能となることを理解してもらうことが重要である。

4-2 噂やデマの処理

信用される情報提供者であるためには，噂やデマ，誤りや誇張が含まれた情報が流れたら，即座に正すことが重要である。まだ広まっていない段階で正すことにより，情報の混乱を抑制することにつながる。もちろん，そうした噂やデマのすべてを処理するのは難しいが，できるだけ正すために，人員は確保しておきたい。

特に，その噂やデマが人々の健康を害するような内容の場合には，即座に，公的に正すことが重要である。例えば，2011年の福島第一原子力発電所の事故後に，「甲状腺に放射性ヨウ素が集積するのを防ぐために，放射性でないヨウ素を含むうがい薬を飲むとよい」というデマが広がった。健康を害するこうしたデマについては，即座に，公的に正さなくてはならない。

また，デマではなくても，情報に誤りや誇張が含まれており，それが人々の不安を高

めている場合にも，即座に正したり，説明したりすることが不可欠である。

　SNS 等での噂やデマ，誤りや誇張等が含まれた情報を即座に正さずに見なかったことにすると，その情報が広まり，「真実」として信じてしまう人が出てくる。それが，緊急時においては特に，命と健康に悪影響を及ぼしかねないのである。

引用・参考文献

1）Centers for Disease Control and Prevention. CERC: Psychology of a Crisis. U.S.Department of Health and Human Services. 2019.

2）蝦名玲子.恐怖をコントロールする情報提供のポイントとは？　災害を生き抜くためのヘルスコミュニケーション．公衆衛生情報．2011; 41（1）: 10-3.

3）厚生労働省．水道水中の放射性物質に係る指標の見直しについて．https://www.mhlw.go.jp/stf/houdou/2r98520000018ndf-att/2r9852000024of2.pdf （2020 年 6 月 23 日アクセス）

4）COVID-19 Dashboard by the Center for Systems Science and Engineering（CSSE）at Johns Hopkins University（JHU）https://coronamap.org/

5）Witte K, Meyer G, Martell D. Effective Health Risk Messages: A Step-by-Step Guide. Sage. 2001.

6）蝦名玲子．公衆衛生の緊急事態におけるリスクコミュニケーション．週刊保健衛生ニュース．2015; 1793: 45-51.

7）新型コロナウイルス感染症対策専門家会議.「新型コロナウイルス感染症対策の状況分析・提言」（2020 年 3 月 19 日）．https://www.mhlw.go.jp/content/10900000/000610566.pdf（2020 年 6 月 14 日アクセス）

8）厚生労働省．「新型インフルエンザ対策行動計画」の改定のポイント．https://www.mhlw.go.jp/stf/shingi/2r9852000001ryfy-att/2r9852000001ryn2.pdf（2020 年 6 月 23 日アクセス）

9）World Health Organization. Working together to tackle the "infodemic." 2020 年 6 月 29 日．https://www.euro.who.int/en/health-topics/Health-systems/e-health/news/news/2020/6/working-together-to-tackle-the-infodemic （2020 年 7 月 6 日アクセス）

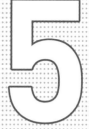

Resolution：解決期
5章

「解決期」に求められるコミュニケーション

　「解決期」には，今回の緊急事態への対応から学びを得て，新たな標準ができている。また，実施された緊急事態への対応が適切だったかの審理がなされたり，復興・再建計画や次の災害に備えて防災計画を策定したりするのも，解決期の特徴だ。緊急事態の種類によっては，維持期と解決期が行き来しながら，終息に向かうものもある。

　解決期のコミュニケーションには，以下の3つの行動が求められる。

1. 警戒意欲を高める
2. 学びについて話し合う
3. CERC計画を改訂する

警戒意欲を高める

1-1 被災・喪失による心理プロセス

　「解決期」は，事態への国民の関心が薄れ，報道はあまりされなくなるが，なお，今回の緊急事態による喪失に苦しみを抱いている人々もいるという段階である。

　「もうどうでもいい」と人生をあきらめさせることなく，復興・再建，次の緊急事態に向けた備え等，解決への道のりを歩めるように支えるには，まずそうした人々に共感を示し，その気持ちに寄り添うことが重要である。

　表 5-1 は，被災・喪失による心理プロセスを時系列でまとめたものである。ただし，当然ながら，年月が経ったからといって，この表に示したような道のりを歩み出せない人もいることも覚えておきたい。

表 5-1　**時系列に見た被災・喪失による心理プロセス**（文献 1 より）

被災による心理的プロセス	喪失による心理的プロセス
急性期（発災直後～数日） ・災害の衝撃に圧倒され，興奮状態にある ・茫然自失状態に陥り，不安や恐怖が強い	**無感覚（死後数時間～1 週間）** ・根本から変化した現実に茫然とし，実際に起こったこととして信じられない
反応期（1～6 週間） ・抑えていた感情が湧き出てくる ・つらい記憶がよみがえったり，悪夢を見たりする ・イライラや孤立感が高まったり，抑うつ的になったりする ・生き残ったことへの罪悪感に襲われる	**思慕と抗議（数週間から数か月）** ・喪失を現実として受け止め，強い思慕から故人を探し求め始める ・喪失に対する責任を巡って，あるいは探索しても見つからないことによるフラストレーションから怒りや非難，自責の念を抱く
修復期（1 か月～半年）・復興期（半年以降） ・悲しみ，寂しさ，不安等があるものの，回復に向かっていく ・回復していく者と取り残される者とのギャップが大きくなっていく	**混乱と絶望（数か月以降）** ・それまで故人との関係を前提に成立していた心のあり方や生活が意味を失い，絶望し，抑うつ感情が生じる
	再建 ・悲嘆による心痛が軽減し，故人の思い出が穏やかで肯定的なものとなる ・新しい生き方や方向性が生まれる

1-2 警戒意欲を高める対話の仕方

❶共感

　緊急事態において，すべてのコミュニケーションのゴールは，人々に最善の行動を促すことにあると言っても過言ではない。命や健康，安全を守り，復興や再建，次の危機に向けて備える行動を促すために，コミュニケーションをとっているのだ。

　解決期では，特に，次の緊急事態に向けて備えてもらうために，警戒意欲を高めることが重要である。そのためには，まず「つらいですね……」「こんなことが起きただなんて，まだ信じられないですね」等と，住民の想いに共感の言葉を述べることが欠かせない。

❷警戒意欲を高め，行動を促すタイミング

　共感を続け，想いに寄り添っていると，「もうこんな想いはしたくない。二度と同じことを繰り返してはいけない」という言葉が住民の口から出ることは，よくある。

　そうした言葉が聞かれたら，そのタイミングを逃さずに，「次，同じようなことが起きたときに被害を最小限に抑えるために，いま，どんな備えをしておけばよいのか」という個人ができる方法を伝えると，警戒意欲を高め，次の緊急事態への備えとなる行動を促すことができる。

　逆を言えば，まだ住民が自分だけが生き残ったことに対する罪悪感や絶望感を抱いているときに，次の緊急事態に向けての警戒意欲を高めようとしても，そのメッセージは受け入れられないということである。

1-3 コミュニティ・エンゲージメント

　次の緊急事態に向けて警戒意欲を高めるには，コミュニティ・エンゲージメントの姿勢をもった対話が不可欠である。

　住民のことを，緊急事態で状況が変わったことにより“無力な被災者”のように感じるかもしれないが，もともとは自立して人生のあらゆる場面で選択をし，生きてきた人々だということを忘れてはならない。

　緊急事態への対応を担ってきた情報提供者が，「次の緊急事態では，こうやっていきましょう」と防災計画等を策定し，その内容を一方的に伝えるのではなく，住民自身がそう思えるために必要な情報を提供したり，生活を再建させていく上で必要なものは何かを聞き，その意見を対応策に活かすことが重要である。

　「この行動をとっていた人は助かった。この行動をとれば，被害を最小限に抑え，二度とこんなつらい想いをせずに済む」ということを話し合ったり，住民が課題を解決するために必要な情報を提供し続けたりする。こうした姿勢をもったコミュニケーションが重要なのである。

では，具体的に，どう話を進めればよいのか？

❶課題と選択肢についての認識の確認

まずは，住民が感じている課題や解決に向けての選択肢を確認することが重要だ。「解決の道のりを歩む上で，いま最も大きな課題は何か」「何があれば，その課題が解決できるか」等を人々に尋ね，意見を自由に述べてもらうとよいだろう。

例えば，2011 年に起きた福島第一原子力発電所の事故後，放射能の除染実施区域に指定されたわけではないが，町内で放射線量の高い場所が見つかったとする。そうしたなかで，住民参加型の会議を開催し，「生活を再建させていく上で，いま最も大きな課題は何か」を尋ねると，「高濃度の汚染場所があり，安心して暮らせないこと」という回答が返ってきたとしよう。

そこで，まず「何があれば，その課題が解決できるか」と尋ねる。そして住民から，「賠償金をもらい，まったく汚染されていない地域に引っ越す」「心配だから町内すべての家の中や庭，建物の中を除染してもらう」等，思いつくままに自由に選択肢を挙げてもらうといった具合である。住民に科学的知識があるわけではないので，科学的に間違った発言が出ることもあるだろうし，現実的に実施が難しい内容も挙げられるかもしれないが，この段階では否定せずに，どんどん挙げてもらおう。

それから，各選択肢を整理・分析する。「これを選んだ場合のベネフィットは何か，リスクは何か」等，科学的に正しいとされる情報や現状でわかっていることをすべて伝えることが重要である。住民がある決定をしたり，あるいはしなかったりすることの影響をすべて理解してもらうのだ。

「確かに，引っ越しをするベネフィットとして，安心が得られる。しかし，新たな人間関係の構築や仕事探しは大変で，孤独や貧困のリスク，高齢者だと認知症発症のリスクが新たに出てくるかもしれない」と，ベネフィットとリスクを整理したり，「避難区域の人は確実に賠償金が支払われるだろうが，それ以外の区域の人に関してはまだ決まっていない。でも，なんとか交渉していきたい」と，現状でわかっていることや想いを伝えたり，「屋内の放射線量が高くなるのは，屋外にある放射性物質からの放射線が，壁や屋根を通り抜けて屋内に届いているためだ。このため，屋外を除染することで屋内の放射線量を下げられる」[2]と，科学的に正しいとされる情報を伝えたりするのである。

❷住民にとっての最善の選択の明確化

知識や認識を共有できたら，住民にとっての「最善の選択は何か」を決めてもらう。このとき，「命と健康を守るためにしなければならないこと」と「したいこと」とは異なることを理解してもらわなければならない。「しなければならないこと」から「したいこと」の順で，優先順位をつけてもらえるように促したい。

例えば，「放射能のことを考えずに済むように，放射線量の少ない地域に引っ越したい。

この歳で一から人間関係を築くのは大変だから，ご近所さんと一緒に引っ越したい。でもそれは現実的に難しいから，まずは健康を守るために，町内の放射線量を測定してもらい，放射線量の高い場所を除染してもらわないといけない」というように，「しなければならないこと」を優先する重要性を住民に気づいてもらえたら，うまく優先順位をつけてもらえるように促すことができていると言える。

❸行動

住民にとっての最善の選択肢となる解決策が明確になったら，今度は，それを実施できるように，行動に移そう。

例えば，「まずは，健康を守るために，町内の放射線量を測定してもらい，放射線量の高い場所を除染してもらわないといけない」という意見が出たら，町の除染実施計画を策定し，早急に実施できるように調整するといった具合である。

また，行政へのリクエストをまとめるだけでなく，「自宅の放射線量を測定し，放射線量の高い土壌や落ち葉等を除去することで，自分たちでも除染できる」等，リスクを軽減するために住民自身ができることがあれば，それを伝えることによりコントロール感を高めることもできる。

Good Practice

福島県立福島高等学校スーパーサイエンス部

2011月3月に起きた福島第一原子力発電所の事故による被害から，生徒たちが解決の道のりを歩めるように，福島県立福島高等学校では，生徒自身が解決策を見出すのを助ける姿勢をもった教育がなされていた。

福島高校は，東日本大震災・福島第一原子力発電所の事故が起きた際，避難所として使用された高校である。体育館等が破損，校舎の一部が使用禁止となった他，8月には放射能汚染された校庭の表土除去工事もおこなわれた。

筆者は，2017年3月，講演のため福島高校を訪れた。筆者の講演の前に，生徒たちによる研究発表会が開催されていたのだが，印象深かったのが「Dシャトルプロジェクト」という個人線量計を用いた線量率の学校・国や地域間での比較等，福島第一原子力発電所の事故を体験した生徒だからこそ着眼できたような研究が数多く発表されていたことだ。どれも素晴らしかったのだが，「再生可能エネルギーは理想のエネルギーなのか：そういや原発だって最初は夢のエネルギーって言ってたぞ」というタイトルのポスター発表に掲載されていた言葉には，心が打たれた。発表者名は忘れてしまったのだが，その言葉だけは覚えている。そこには次のように書かれていたのである。

「原発事故を経験した自分達だからこそ疑問に思うこと，出来ることを逃さない」

——危機的な出来事により前提とする世界観が崩壊したとき，それを現実としてなかなか受け入れられず，現状を理解できるまでに時間がかかる。しかし時間が経ち，新しい経験を積み重ねていくうちに，その出来事を避けるのではなく，だんだんと意

識的に向き合えるようになっていく。そうして，経験に自分なりの意味づけや解釈ができるようになって初めて，前を向けるものである。危機を体験し，精神的にもがいたからこそ成長できる人もおり，そうした精神的な闘いの結果生じるポジティブな心理的変容の体験のことを専門用語では，「心的外傷後成長」[3]と言う。この発言は，まさにその象徴とも言える。

　では，福島高校はどうやって，こうした成長へとつなげたのか？　原発事故後，生徒たちはその事故がもたらした放射線の問題について，メディアから流される情報のどれを信じてよいかわからず，不信感を覚えると同時に，自分で判断することができないもどかしさを抱いていた。そうした生徒たちの想いに応え，福島高校では「スーパーサイエンス部放射線班」という部活動を開始した。そこへ専門家や東京電力の幹部等を招き，放射線や廃炉についての学習・研究を開始したのだ。

　時をほぼ同じくして，「Dシャトル」という個人線量計が開発された。どれだけの線量を受けたのかを1時間ごとに記録する機能が備わったことで，いつ，どの程度の放射線を受けたのかがわかるようになった。

　そこで2014年，「放射線班」では福島県内の6つの高校を含む国内の12校，フランスの4校，ポーランドの8校，ベラルーシの2校の生徒と教師216人による，個人線量の計測と比較研究を実施した。そして，県外や海外の高校生に比べ，福島の高校生の線量に差がなかったことが，自ら実施した研究により科学的に明らかになった。これにより，国（政府）や専門家による「安全」の言葉では得られなかった「安心」が得られたのである。この「Dシャトルプロジェクト」は，国際研究事業として論文が海外の査読誌に掲載された。

　さらに，「放射線班」を含め一部の希望する生徒たちは，福島第一原子力発電所を線量計持参で見学した。18歳未満の者は視察の対象外としていたが，放射線量も下がったとして，保護者の同意を得た上で例外的に受け入れられたという。それは，筆者が福島高校を訪れる約4か月前，2016年11月のことだった。

　「メディアから流れる情報が信じられず，不安や恐れがある。払拭するには，一次情報に触れ，正しい知識をもつ以外に方法はない。」

　精神的にもがきながら行き着いたその生徒たちの考えを，福島高校は尊重した。そして，一次情報に触れる機会をできる限り提供し続けてきたからこそ，「原発事故を経験した自分達だからこそ疑問に思うこと，出来ることを逃さない」という姿勢が育まれたのだろう。

1-5　方針と資源配分の検討と説明・説得

　人々のニーズを把握したら，それを復興・再建に向けての方針や資源配分の検討に活かすのも，解決期におけるCERC担当班の重要な役割だ。

　前述の「除染実施区域に指定されたわけではないが，町内で放射線量の高い場所が見つかり，住民の意見を反映し，町の除染実施計画を策定する」というのは，ニーズを方針に活かす一例である。方針ができたら，それを住民に説明・説得し，理解と協力を得るようにしよう。

方針のなかでも「資源配分」に関わる内容は，コミュニケーションが難しくなる場合が多い。初動期と維持期の段階で，情報提供者としての信用と信頼を獲得できていなければ，理解を得るのは難しいかもしれない。

　例えば，新興感染症のワクチンが開発されたが，まだ限られた数の人々にしか提供できないとする。このため，「死亡者を出さないために，重症化しやすい入院患者や介護施設に入居している高齢者等の高リスク者と，そうした人々に日々接している医療福祉従事者から優先的にワクチンを提供する」という資源配分についての方針を決定し，公表したとしよう。このとき，すでに信用と信頼を得られていれば，「安心して外出するために私も予防接種を受けたいけれど，確かにワクチンの供給量には限りがあるし，仕方がない」等と，その方針に納得してもらいやすくなる。

　ところが，情報提供者としての信用と信頼を得られていない場合には，「いや，入院していなくても高齢者や糖尿病等の基礎疾患のある人は重症化しやすいから，優先的にワクチンを提供すべきでは？」「でも，それだと高齢者だけで日本人の人口の約3割を占め，糖尿病患者だけでも1千万人もいるのだからとても足りない。感染拡大させないためには，むしろクラスターが発生した接待を伴う飲食店やカラオケ店，タクシーやジム等で働く人々こそ，優先的に受けさせるべきでは？」「だったら，スーパーマーケットの店員や，駅員や警察官等は，どうなんだ？」等という議論が始まる。

　そうしてなかなか方針が決まらない間に，「血糖値の高いスーパーマーケットの店員が予防接種を受けられなかったために，感染・重症化し，死亡する」といった不幸な出来事が起きたりしたら，批判はさらに高まることになり，皆がワクチンを求め，収拾がつかなくなるといった事態へと発展する。

　そうした事態にならないようにするためにも，解決期を迎えるまでに，情報提供者としての信用と信頼を獲得することが重要なのである。信用と信頼を獲得するには，CERCの6原則が欠かせない。

2　学びについて話し合う

2-1　教育効果が高いタイミング

　解決期になると，復興や再建等にはまだ時間を要するとしても，多くの人々やメディアの関心は薄れており，あまり報道されなくなる。とはいえ，まったくないわけではなく，「どうやってその緊急事態への対応がなされたのか」について，メディアで特集が組まれ，それに返答するように求められることはある。

　実は，これは人々に防災教育や健康教育をするよい機会なのである。被災後にこうし

た教育をすると，その教育効果が高いことが確認されている。緊急事態についての記憶が強く鮮明に残っているうちに，将来起こるかもしれない同様の事態に備えるように促し，教育しておくことが重要である。

Good Practice

岩手県釜石市の「津波てんでんこ」

　岩手県釜石市の小中学校でおこなわれていた防災教育「津波てんでんこ」は，まさに過去の津波経験からの学びが，将来の津波への備えとして教育に活かされた好例と言える。「津波てんでんこ」とは，海岸で大きな揺れを感じたときは，津波がくるから肉親にもかまわず各自てんでんばらばらに即座に高台に逃げて，自分の命を守れという意味である。

　2011年の東日本大震災発生時，「津波てんでんこ」教育が行き届いていた岩手県釜石市内の小中学校では，全児童・生徒が直ちに学校を飛び出し，高台をめがけて走った。それを見た地域住民も彼らにならい，走り出したという。その直後，彼らの背後では巨大な津波がまちを飲み込み，千人以上が亡くなった。しかし，学校にいた全児童・生徒約3千人は助かった。この模様は「釜石の奇跡」と呼ばれ，メディアでも大きく報じられた。

　この「津波てんでんこ」は，心の底からその行動の重要性を理解させる教育なしでは難しい実践だと，つくづく思う。推奨しているのは，「家族や愛する人を置いてでも逃げろ」という行動である。いざとなったらやはり気になり，自分だけが逃げることをためらったり，自責の念を抱いたりしかねない。頭で理解しただけでは，緊急時に実行できない可能性が高い。

　このため，記憶が鮮明なうちに，この行動が自分の命を救うだけでなく，避難する姿を見せることがまわりの人々の避難行動を促し，多くの命を救う効果があることを，家庭や学校等でしっかり話し合い，心から納得できるような形の対話型・参加型教育をしておくことが重要である。釜石市ではそれがなされていたからこそ，多くの命が助かったのだ。

2-2 防災・健康教育の前に検討すべきこと

　住民への防災・健康教育は，記憶が鮮明なうちにおこなった方が効果的なのだが，教育の効果を高めるために，事前に検討すべきことがある。

❶情報提供者と対象者

　今回の緊急事態に関連する教育を，「あなたの組織」が提供するニーズがあるか否かである。他に適した組織があるのであれば，そこと調整することが重要だ。例えば，先ほどの「津波てんでんこ」教育であれば，自治体がやるのか，学校がやるのか，それとも協働でやるのかといった具合である。

それから，「誰に」教育するのか，被災者以外に対しても教育をすべきか等，対象者についての検討も必要である。さらに，今回の緊急事態に関係する教育を，他の健康教育に組み入れるべきかの検討もしておきたい。

❷内容

教育を始める前に，人々が現在あなたの組織が提供している情報を理解できていて，適切な行動をとっているか確認する必要がある。リスクが過大評価，あるいは過小評価され，正しく認知されていなかったり，誤解されていたりしていないか等，今回の緊急事態に関する人々の認知も把握しよう。

また，人々がどのような情報を求めているかも確認し，その上で，教育の切り口や表現，内容を決めることが重要である。情報提供者側が伝えたい，科学的に正しいとされる内容をただ一方的に伝えるだけでは，納得にはつながらないことは，第4章で述べた通りだ。

そして，事前に作成していた教材は役に立ちそうか，今回の緊急事態からの学びを反映してウェブサイトの内容を更新しておくべきか等，次の緊急事態に備えた準備もしておこう。

CERC 計画を改訂する

解決期においては，当初の計画通りにいかなかった点や，逆にうまくいった点を振り返り，コミュニケーションの視点からの学びをまとめておくことが重要である。

初動期や維持期のコミュニケーションを振り返り，「一生懸命やったんだ」といった感情ではなく，住民や関係者，メディアの反応を含む，事実に基づいて「評価」することが求められる。CERC 計画の実践について，情報を共有し，理解や協力を求めていた人々や関係機関に質問し，組織内・外の多様な側面から評価するのである。

評価の結果は報告書にまとめ，組織の管理者に提出し，さらに組織内の職員とも評価の結果を共有しておこう。そして，それをもとに，災害・危機管理計画や CERC 計画の変更の必要性がないかを見直し，改訂することが必須である。

また，評価の結果は，今回の緊急事態対応についての調査・検証委員会等への対応にも役立つだろう。

さらに，将来，同様の緊急事態が発生したときに備えて，記憶が新しいうちに職員研修を企画することも重要である。

最終評価のチェックポイント

　最終評価のチェックポイントを以下に挙げておく。これらの項目がすべてではないかもしれないが，こうした視点をもって対応を確認することで，将来の緊急事態に役立つ CERC 計画の策定ができるだろう。

1 **指揮命令系統について**	☐ 緊急事態対策本部との調整はなされていたか？
	☐ 住民，協力機関，メディア等への情報発信の指揮命令系統は明確であったか？
	☐「住民や協力機関，メディア等がどのような情報を必要としているか」を評価し，その結果に合わせた内容の情報が提供されていたか？　また，緊急事態対策本部にその結果を報告し，対応の改善ができていたか？
	☐ 情報が一本化され，One Voice になっていたか？
	☐ 情報発信の指揮命令系統や，各組織（部門）の役割に基づいて情報が公開されていたか？　もしされていなかった場合には，そうするように緊急事態対策本部長に助言したか？
	☐ 緊急事態対策本部からの情報を迅速に受け取れるしくみやプロトコールができていたか？
	☐ メッセージに一貫性をもたせるために，組織内の部門や組織外の協力機関と調整ができていたか？
	☐ 承認を得た上で，情報を公開していたか？　特に，繊細な情報を公開する際，広報の管理者，情報が組織の方針に反していないかを確認する責任者，その特定の危機の専門家，の 3 人からの承認を得ていたか？
2 **計画の内容について**	☐ 緊急事態発生中，CERC 担当班のメンバーが通常業務をせずに緊急対応に集中するための指令が出されたか？
	☐ CERC 担当班の立ち上げ手順や，役割ごとの行動手順は適切であったか？
	☐ CERC 担当班の活動に必要な場所，設備や備品，人材等の資源は足りていたか？　また，そうした資源を確保する手順は適切であったか？
	☐ 緊急事態対策本部メンバーの就業時間後の連絡先に不備はなかったか？
	☐ 協力機関の連絡先に不備はなかったか？
	☐ 情報確認の手順や情報発信の承認手順は適切であったか？　情報公開の承認プロセスを経た上で，情報が公開されていたか？
	☐ 緊急事態発生時「誰が，何を，いつ，どうやって情報発信するか」，情報公開に関係する権力者の同意は得られていたか？
	☐ スポークスパーソンは CERC の 6 原則に従って説明をしていたか？状況，方針，科学的説明は合致していたか？
	☐ メディア対応の手順は適切であったか？　メディア関係者の連絡先（就業時間外を含む）リストに不備はなかったか？
	☐ 公衆衛生や保健医療分野の協力機関との調整手順は適切であったか？
	☐ 緊急事態発生中の住民や協力機関等への情報伝達経路は適切であったか？

3	☐ 緊急事態発生中，直接連絡をとるべき関係者の名前と連絡先に不備はなかったか？
	☐ 住民への情報提供の際，常に CERC の 6 原則を意識していたか？　メッセージが原則に従ったものであるか確認をしたか？
	☐ 初動期，共感の言葉を述べ，緊急事態に気づいていることを示すメッセージを最初に発信したか？
	☐ 緊急事態対策本部の報告や会議の議事録をただ伝えるのではなく，住民が必要としている情報を提供していたか？
	☐ リスクについて簡潔明瞭に説明したか？　住民がリスクについて正確に理解しているかを確認したか？　理解できていないようであれば，即座にメッセージを改善したか？
	☐ 初動期の不確実性が高い状況下において，わかっていることだけでなく，わかっていないことも伝えたか？　わからないことがある場合には，解明のためのプロセスや見通しを伝えたか？　推測で，安心させる言葉をかけなかったか？
	☐ リスク回避・軽減行動を促すメッセージは，「短い・簡潔明瞭・肯定的・一貫性」のポイントを満たしていたか？　情報公開する前に，これらのポイントを満たしているか，CERC 担当班のメンバー間で確認したか？住民が理解できたかを確認し，できていない場合には即座にメッセージを改善したか？
	☐ 「意味ある行動」を促し，助け合いの精神や団結力を育むことを意識していたか？
住民への情報提供について	☐ 不確実性が高い状況下でも，①緊急事態についての正確な事実，②いま何がなされているか，現在の対応，③誰が，いつ，どのようにその問題を解決するのかについての方針，④見通し，の 4 つの要素を盛り込んだ情報を，簡潔明瞭に説明していたか？
	☐ 毎日，同じスポークスパーソンが住民に進捗状況を報告し，常にアクセスできる存在でいたか？
	☐ 伝えたい情報を一方的に伝えるのではなく，人々の状況に合わせて，人々が必要としている情報を提供していたか？
	☐ 初動期に正しいと思っていたことが，維持期になり適切でなかったことがわかったときには，正直にそれを認め，透明性をもって，新たなエビデンスや状況についての最新情報を提供し続けていたか？
	☐ 住民のリスク認知を把握し，それに合わせて情報を提供していたか？
	☐ 適切なメッセージが確実に届くように，対象者によって情報の内容や表現の仕方，伝達経路を変えていたか？　それが適切であるかを確認したか？　特に情報の伝わりにくい人々にも情報が伝わっていたか？
	☐ 各対象者に合わせたセグメント化した資料（ファクトシートや Q&A，ウェブサイトやリンク集等）を作成し，情報の更新をしていたか？　それらの資料が，各対象者にとって理解しやすく，適切な伝達経路で届けられているかを確認したか？
	☐ 苦しんでいる人たちの気持ちを尊重していたか？
	☐ 知識と認識の共有をしていたか？　住民が命と健康を守る最善の意思決定をするために必要となる背景情報を非公開にせずに，透明性をもって

	提供していたか？
	☐ 先を見通すためのガイダンスを提供していたか？
	☐ 健康に悪影響を及ぼす噂やデマ，不安を高める誤った情報は，即座に正していたか？
	☐ 緊急事態に対応するためのウェブサイトやソーシャルメディア，モバイルメディア，電話やメール相談のしくみを創設・管理していたか？
	☐ ソーシャルメディアや電話相談等の内容を評価し，緊急事態対策本部に報告していたか？　また，その評価をもとに，対応やメッセージの内容を改善していたか？
	☐ 緊急事態対応をしている他の協力機関のサイトとリンクを貼り，随時更新していたか？
4 メディア対応について	☐ 初動期，メディアにすぐに連絡をしたか？
	☐ メディアに情報を公開する前に，組織内や関係機関との調整がおこなわれていたか？　One Voice だったか？
	☐ メディアを通して配信されるメッセージが，CERC の 6 原則に従ったものか確認をしたか？
	☐ メディアや住民が必要としている情報を把握し，そのニーズを満たすための内容を提案する等，スポークスパーソンへのサポートをしていたか？
	☐ 同じスポークスパーソンが情報提供をしていたか？　知識や認識の差を埋めるために毎日会見を開き，スポークスパーソンは，命と健康を守るための最善の意思決定をするために必要な情報を，一貫性のある形で，透明性をもって伝え続けたか？
	☐ スポークスパーソンは，先を見通せるようなガイダンスを提供していたか？　状況，方針，科学的説明は合致していたか？
	☐ 記者の質問に，スポークスパーソンは簡潔明瞭に答えられたか？　人々の反応を評価し，その結果をその後の対応の改善に活かしたか？
	☐ 記者は，正しく理解し，正しく報道していたか？　誤っている場合には，即座に正したか？
	☐ 報道を評価し，評価の結果を緊急事態対策本部に報告し，その後の対応改善に活かしたか？　また，その評価結果を活用して，命と健康を守るために人々が必要としている情報を提供していたか？
	☐ 不明確なことに関して質問された場合，スポークスパーソンは，わかっている事実のみを伝え，「解明に向けて何がなされているのか」「現在，どのような対応がなされているのか」等について，透明性をもってプロセスを説明していたか？
	☐ スポークスパーソンは，批判されて防御的にならなかったか？
	☐ 今回の緊急事態に詳しい専門家と協働で資料（報道者向けファクトシートや Q&A，ウェブサイトやリンク集等）を作成し，情報の更新をしていたか？　それらの資料が理解しやすいものかを，CERC 担当班内で確認したか？　それらの資料は，メディアが今回の緊急事態を理解するのに役立ったか？

📖 引用・参考文献

1) 蝦名玲子. 生き抜く力を高める支援のポイントとは？　災害を生き抜くためのヘルスコミュニケーション. 公衆衛生情報. 2011; 41（2）: 20-4.

2) 環境省. 除染・放射線 Q&A. http://josen.env.go.jp/plaza/decontamination/qa_02.html（2020 年 6 月 18 日 アクセス）

3) 蝦名玲子. 生き抜く力の育て方：逆境を成長につなげるために. 大修館書店. 2016.

メディア・ソーシャルメディアとのつきあい方 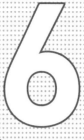 6章

メディアとソーシャルメディア

　CERC リズムの理論的枠組みの説明は，第5章までである。

　しかし，現代社会において，広く情報を提供するためには，メディアとソーシャルメディアをうまく活用することが必須である。

　そこで本章では，緊急時にメディアやソーシャルメディアをどう使えばよいのか，そもそもメディアとソーシャルメディアの使い分けをどうすればよいのか等，各媒体の特性と効果的な活用方法についてまとめる。

　1. メディアの特性と効果的な活用方法
　2. ソーシャルメディアの特性と効果的な活用方法

1 メディアの特性と効果的な活用方法

1-1 緊急時にメディアと協力すべき理由

　テレビやラジオ，新聞等の従来型のメディアと協力すべき最大の理由は，最も多くの人々に到達できる情報の伝達経路であるからだ。災害・危機下において，情報を入手する手段として最も多くの人々がメディアを活用していることが確認されている。

　東日本大震災の発生した 2011 年，宮城県において避難所に避難した 20 歳以上の男女 451 名を対象におこなわれた調査[1]では，「地震発生から数日間，情報入手の手段が限られる中で，災害に関する情報は主にどこから入手しましたか」との問いに対し，「ラジオ」（61.9%）という回答が最も多く，続いて「新聞」（31.0%），「口コミ」（29.0%），「携帯電話」（13.7%），「役所等からの情報」（13.5%），「テレビ」（13.3%），「さいがい FM」（3.1%），「Twitter や SNS」（1.8%）といった順であった。また，震災による電気やインターネット回線の途絶等の状況下で最も役に立った情報源も，「ラジオ（通常の AM や FM）」（50.8%）が最も多かった。

　COVID-19 の流行が国内で認められた 2020 年 3 月に，20 歳以上の男女 4,700 名を対象におこなわれた調査[2]では，役立った情報源として，「テレビ」（82.3%），「インターネット」（53.1%），「新聞」（31.4%），「電話やスマホ等の通話やメール」（19.3%），「Twitter や SNS」（18.3%）という結果であった。

　こうした長所に加え，メディアは日頃から対象者分析をおこなっている。このため，緊急時の時間的な制約があるなかでも効果的に情報を広める方法を知っているメディアと協力関係を築かないことは，大きなデメリットとなる。

1-2 次々に状況が明らかになる緊急事態下におけるメディアの行動特徴

　緊急事態への対応を担っている人で，メディアとのつきあいに苦手意識をもつ人は，正直なところ少なくないようだ。懸命に緊急事態への対応をしているのに問い詰められたり，提供した情報をそのまま伝えてもらえなかったり，批判的な報道をされたりする等の経験をすると，なおさらだ。

　とはいえ，緊急時において人々がメディアを主な情報源として利用している以上，多くの人々に，迅速に，正しい情報を届けるためには，メディアと良好な関係を構築することが不可欠である。そのためには，メディアの行動特性を理解しておかなくてはならない。次々に状況が明らかになるような緊急時においては，メディアの行動は通常と異なるのだ。

緊急事態の発生直後，緊急事態対応を担う情報提供者と連絡がつかない場合，メディアは現場インタビューを開始し，情報の検証が十分になされていなくても，まず報道する。そして，すでに人脈のある「専門家」にインタビューをして状況把握に努めるが，その「専門家」が正確な情報を提供するかはわからない。だからこそ，緊急事態対応を担うあなたの組織から，メディアに正確な情報を“最初に”，誰よりも早く伝えることが重要なのである。CERC計画にメディアの連絡先を記載し，有事の際にはすぐに連絡をつけなければならないのは，このためだ。

また，緊急事態の発生直後は，「迅速に，わかっている情報を伝え，多くの人命を救う」という共通の目標に向かって，情報提供者とメディアとの想いが一致する。緊急事態対応を担う情報提供者である「私たち」と，それを報道する「彼ら」の垣根は低く，緊急事態対策本部からの情報をそのまま受け入れ，報道してくれる。

ところが，事態発生から数時間から数日が経つと（どれくらい後からかは緊急事態の種類による），他の見解を探すようになる。現在なされている緊急事態への対応やその方針の妥当性を疑い，もし不適切な場合には責任を問う報道をするのも，メディアの行動特徴の1つだ。

1-3 よくあるメディアからの質問

記者からされる質問は，ある程度決まっている。以下に，それぞれの段階においてよく聞かれる質問を挙げておく。事前に記者からの質問を想定して，適切に答えられるように準備しておきたい。

❶初動期

●状況やリスクについての質問●

「何が，いつ，どこで起きたのか？」

「被害の大きさは？　死亡・けが・被災した人の数は？」

「どんなリスクがあるのか？」

「（他国で流行している感染症の場合）どんなウイルスで，感染経路は？　日本で感染が広がる危険性はどれくらいあるのか？」

●リスク軽減・回避行動についての質問●

「人々はリスクを回避・軽減するために，何をしたらよいのか？」

●対応についての質問●

「その緊急事態にいま，誰がどのように対応しているのか？」

「けが人や被災者は助けられたか？　もしそうであれば，どのように助けられたのか？」

「事態はコントロールできているのか？」

「どうやって解決していくつもりか？」

❷維持期

● リスクやリスク軽減行動についてのさらに詳細な質問 ●

「このデータ（数値）はどういう意味か？」

「危険な状態はいつまで続くのか？」

「今後，どのようなリスクがあると予測されるか？」

「AやBの状況下にある人は，リスクを軽減するために，それぞれ何をしたらよいのか？」

● 背景情報についての質問 ●

「なぜ起きたのか？」

「どうやって解決していくのか？　なぜその解決策を選択したのか？」

「なぜもっと早く対応できなかったのか？」

「こういう批判も出ているが，それに対してどう考えているのか？」

1-4 記者会見の作法

　記者会見をするときの作法もまとめておこう。（なお，記者の理解を深めることを目的とする説明会「ブリーフィング」も，本書では記者会見と表現している。）

❶ One Voice

　複数の組織や部門が緊急事態対応を担う場合には，1つの組織・部門が情報をまとめて会見を開くようにしよう。例えば，COVID-19の院内感染が起きた病院とそこを統治する自治体，というように，複数の組織が関わる問題が発生した場合においては，「誰が責任をもって情報を集め，判断し，伝えるのか」という指揮命令系統を明確にした上で会見を開くことが重要だ。

　国レベルでは，複数の部門がバラバラな内容を発信しないように，会見前に部門間の調整をしておくことも必須である。もちろん，自治体とも方針等がバラバラにならないように調整することが不可欠だ。情報の混乱を招かないためにも，情報提供者としての信用を下げないためにも，One Voiceを心がけよう。

　また，同じスポークスパーソンが，同じ時間に会見を開いて，日々の進捗を説明するのが望ましい。災害や事故等が発生した直後は，同じ時間に会見を開くのは難しいかもしれないが，記者クラブとの調整の時間がある場合には，同じスポークスパーソンが，毎日同じ時間に会見を開いて説明するようにしよう。

　41頁で前述したように，ニュージーランドではCOVID-19の情報発信は国がおこなうことが各自治体に通知され，首相と公衆衛生を専門とする医師でもある保健省長官が，毎日同じ時間に会見を開き，首相が国としての対策を，保健省長官がそれを裏付ける科学的な根拠を説明し，さらに公共サービスメディアがそれを1日4回報道するという協力関係を構築していた。

緊急時には，同じスポークスパーソンが，同じ時間に会見を開き，一貫性のある情報を，日々，透明性をもって伝え続けることが重要である。

❷正しく報道してもらうための工夫

　提供する情報を正しく報道してもらうためには，記者に正しく理解してもらうことが必須である。そのための工夫をいくつか紹介する。

　まず，説明や質問に答えるときには，結論を先に述べてから理由を説明するのが，わかりやすいプレゼンの基本だ。提供する情報のポイントを明確にし，一貫性をもたせるようにしよう。

　また，記者が理解しやすいように背景情報もまとめておき，最初に説明しておくとよい。記者が，そのリスクについての情報や微妙なニュアンスを理解するための科学的な専門知識をもっているわけではないことを忘れてはならない。緊急事態への対応を担い，多くの情報をもっているあなたの目からは妥当だと思うことが，記者の目からは白黒はっきりしていないように，ときにごまかしているように見えることもある。このため，きちんと説明しているつもりでも，知識や認識の差により納得してもらえず，批判を受けることもあるかもしれない。科学的に正しいことを伝えれば，必ず納得してもらえるわけではないのだ。そうならないために，55頁に述べたように，相手のリスク認知に合わせた情報提供を心がけると同時に，知識や認識の差を埋めるべく，毎日会見を開き，人々が命と健康を守る最善の意思決定をするために必要な情報を，一貫性のある形で，日々，説明し続けることが重要なのである。

❸不明確なことについての説明の仕方

　不明確なことについて説明する場合には，わかっている事実のみを伝え，「わからないことは何か」「解明に向けて，いま何がなされているのか」「現在，誰が，どのような対応をしているのか」「なぜ，その方針をとることを決断したのか」等について，透明性をもってプロセスを説明することが重要である。

❹批判に対する応え方

　批判をされて，防御的になってはいけない。批判は，対応の改善に気づく機会となるかもしれないし，今回の緊急事態で被害を受けた人々の悲しみのあらわれかもしれない。

　例えば，対応に対する批判であれば，相手の指摘をまず受け入れ，その上でそれができない理由を述べよう。「確かにご指摘の通りで，私たちもその選択を考えました。しかしその方法だと，〜という問題が生じるのです」というように，「確かに〜，しかし〜」がポイントとなる。お互いの知識と認識を高めようとする姿勢をもつことが重要である。

❺会見を開くタイミング

　会見は，開くタイミングも重要である。翌日の朝刊に記事を掲載してもらいたいのであれば，あまり遅い時間になると間に合わなくなる。災害や事故の発生直後はそんなことも言っていられないが，調整する時間ができたら，そうしたメディア側の都合にも配慮しよう。

❶透明性

　緊急事態への対応を担っている情報提供者が,「すべてがわかるまで, 情報公開を避けたい」「恐ろしい真実を伝え, パニックを起こしたくない」「都合の悪い情報を伝え, 批判されたくない」等と考え, 一部の情報を非公開にすることは, よくあることだ。

　しかし, 緊急事態だからこそ, わかっている情報は公開し, 透明性をもって, 日々の進捗を伝え続けることが重要である。

　というのも, 一部の情報を非公開にしても, 結局は隠し通すことができずに, 事態を混乱・悪化することになりかねないからである。緊急事態への対応を担っている主たる情報提供者から情報がもらえない場合, 別の情報源を探すのは, メディアの役割であり, 行動特徴だ。また, 一部の情報を非公開にすることで, 憶測を招き, 現代社会においては一般人も情報収集し, ソーシャルメディアを通して発信するようになる。しかも, そうした情報には, 噂やデマも多く含まれている。さらに, メディアはそうしたソーシャルメディアの情報もチェックしている。このため, 一部の情報を非公開にしても結局は隠し通すことができずに, 噂やデマが広まることで事態を混乱・悪化することになりかねないのである。

　このため, 情報提供者は, 透明性をもったオープンなコミュニケーションをとり続けるように心がけ,「何か知りたいことがあったら, 緊急事態への対応を担っている情報提供者から直接聞くのが一番だ。このルートからが最も早く, 正確な情報が手に入る」と認識してもらうことが重要なのである。

❷公平性

　緊急時には, 同時に, 同じ方法で, すべてのメディアに公平に連絡することが重要である。そのためにも, CERC計画に, テレビ, ラジオ, 新聞等, すべてのメディアの連絡先が含まれているか確認しておこう。

　また, 全国圏の有名なメディアや記者が来ても, 地元のメディアをないがしろにしないことが大切である。全国メディアは, 世間の関心が高いときには集中して報道してくれるが, 関心が薄れると, たとえその内容がその地域にとって重要であっても報道しなくなるかもしれない。一方, 日頃から関係が構築できている地元メディアであれば,「解決期」になりニュース性が低くなっても, 地域住民にとって大事な内容を丁寧に報道し続けてくれるはずだ。

　それから, 解決期には, 次の有事に備えて記者に科学的な専門知識を学ぶ勉強会やCERC計画の策定に参加してもらい, 記者の知識や意識を高め, 協力関係を構築しておくことも重要である。

ソーシャルメディアの特性と効果的な活用方法

2-1 ソーシャルメディアとは

　メディアがソーシャルメディアで話題になった内容を報道していると前述したが，ソーシャルメディアは年々影響力を増してきている。そこでここからは，ソーシャルメディアの特性と活用方法をまとめる。

　ソーシャルメディアとは，発信した情報が他の利用者との双方向のコミュニケーションを通して広がっていくように設計された，オンラインメディアである。ブログやTwitter，Wiki，FacebookやLINE等のSNS，YouTube等の動画や画像の共有サイト，デジタルマッピング等，幅広い種類がある。

　2020年のCOVID-19の対応で，政府の諮問的な役割を担う専門家が，個人の立場でソーシャルメディアの活用を4月から開始し，情報発信していた。政策策定に関わる専門家が，直接，その根拠となる情報をソーシャルメディアで発信し，説明するのは，初めてのことであった。

2-2 ソーシャルメディアのメリット

　迅速に情報にアクセスできる，利用者が多い，低コストである，簡単に使用できる等，ソーシャルメディアの長所は多い。緊急時においても，ソーシャルメディアをうまく活用できれば，緊急事態対応を担う情報提供者として，信用と信頼を獲得しやすくなる。以下にメリットを挙げる。

❶CERCの6原則に従ったコミュニケーションがとりやすい

　まずは，即座に情報が提供できることだ。人々と迅速につながり，命と健康を守る行動を促すことができる。そして，ウェブサイトのリンクを貼り，さらなる詳細情報へとつなげることもできる。また，誤った情報やデマが流れたらすぐに正確な情報を提供し，間違いを正すこともできる。つまり，ソーシャルメディアをうまく活用できれば，CERCの原則「最初である」「正しくある」「信用される」「行動を促す」に従い，情報提供者としての「信用」を獲得することができるのである。

　そして，ソーシャルメディアの内容を評価することにより，人々の緊急事態への反応や懸念，気持ちを把握することができ，その気持ちを尊重し，共感の言葉を述べることもできる。つまり，CERCの原則「共感の言葉を述べる」「尊重の気持ちを示す」に従い，情報提供者としての「信頼」を獲得することもできるのだ。

❷人々の懸念，動向やニーズがわかる

　ソーシャルメディアのモニタリングにより，人々の懸念，緊急事態に発展しそうな問題についての動向やニーズがわかる。例えば，COVID-19が中国で発生した際，人から人への感染を指摘する投稿やSARSに似た症状があることを中国人医師がアドバイスしたとする投稿が，ソーシャルメディア上で見られていた。こうした内容が話題となっていたら，それをまとめ，感染症対策を担う部署の職員に報告しておくことで，初動期に適切なタイミングで，適切なメッセージを提供することができる可能性は高まる。

❸緊急事態への「高リスク者」の状況や反応を把握できる

　また，ソーシャルメディアにより「最大のリスクにさらされている人々は，どういう状況で，どう感じているか？」「何が必要か？」等を把握することができる。例えば，東日本大震災が起きた当日，「児童施設の園長である私の母が，施設の子供たち10名と，避難先の宮城県気仙沼市の第一公民館の3Fに，まだ取り残されています」というTwitter投稿が拡散されていた。それが当時の東京都副知事の目に留まり，消防庁の担当者と情報を精査した後，救助に向かうと，そこには施設関係者だけでなく，446人が避難しており，2日間かけて全員を救助できたことがあった。ソーシャルメディアで高リスク者の状況を把握できたからこそ，助けることができたと言える[3]。

　ソーシャルメディアの内容を評価し，その結果を緊急事態対策本部やスポークスパーソンのためにまとめ，報告することで，高リスク者の命を救ったり，命を守るために必要な情報や資源を迅速に提供したりすることができるのである。

❹メディアと関係の構築・維持ができる

　近年，メディアがソーシャルメディアの内容をチェックして，それをニュースにしているという状況がある。このため，ソーシャルメディアに関わらないことは，メディアからの電話に応じないくらい，あり得ないことになりつつある。

2-3　ソーシャルメディアのデメリット

　他方で，ソーシャルメディアは万能ではなく，もちろんデメリットもある。

❶ソーシャルメディアを使えない人，使わない人が多くいる

　最大のデメリットはやはり，ソーシャルメディアを使えない人，あるいはソーシャルメディアの情報を信頼せず，緊急時にあえて使わない人が多くいることだ。こうしたこともあり，本章の冒頭で紹介した調査でも，東日本大震災やCOVID-19という緊急事態において，ソーシャルメディアを活用している人の割合が低かったのだろう。わが国は何と言っても，人口の約3割が65歳以上という高齢社会であることを忘れてはならない。

　また，大規模災害が起き，数千万人が一斉にある特定のソーシャルメディアを利用した場合に，その集中負荷に耐え得るのかという問題や，避難中にスマートフォン等のバッ

テリーが切れる可能性があることを忘れてはならない。

❷効果的な活用には，労力と時間がかかる

効果的に情報を発信するためには，人々の投稿を継続的にモニタリング・評価し，その上でメッセージを作成・発信する必要がある。ソーシャルメディア上の情報から，人々の認知や懸念を分析し，どう伝えるかを考えるのだ。投稿できる情報量が限られているため，表現の工夫も必要である。

また，刻々と状況が変わる緊急事態においては，後のトラブルを避けるために，情報を発信する前に，「組織の世評に責任のある広報担当者」「情報が組織の方針に反していないかを確認する担当者」「科学的に正しいかを確認する専門家」の少なくとも3人体制でその文章を確認しておいた方がよい。

さらに，最新情報を更新し，デマや誤った情報が流れていないかを継続的にモニタリングし，それが健康を害するようなものであったり，多くの人々の不安を高めるような内容であったりする場合には，処理することが求められる。論争や「炎上」等を引き起こすために投稿をする人への対応もしなくてはならない。

こうした作業には時間がかかり，人材も必要だ。片手間にできるものではない。ただし，うまく併用すればメリットは大きい。このため，緊急事態対応の片手間に情報発信するのではなく，ソーシャルメディアをCERCの実践の1つとして位置づけ，体制を構築した上で運用を開始することが重要である。

2-4　ソーシャルメディアの有効な活用のために事前準備期にしておきたいこと

❶ソーシャルメディアの選択

ソーシャルメディアをCERCの実践の1つとして位置づけるのであれば，まずはどのソーシャルメディアを用いるのかを決めなくてはならない。

「利用者の多いソーシャルメディアは何か」「どのような人が，どのタイプのソーシャルメディアを使っているか」「過去に緊急事態が起きたとき，最大多数の人々が活用したソーシャルメディアは何だったのか，どのソーシャルメディアが有効だったか」等の観点から事前準備期に評価し，そこに資源を投入できるように，CERC計画を策定しておきたい。

❷日常のコミュニケーション活動として運用を開始する

ソーシャルメディアをCERCの実践の1つとして位置づけ，ある特定のソーシャルメディアを選択したら，平時のうちに実際に運用を開始しよう。日々のコミュニケーション活動として，ソーシャルメディアを活用するのだ。緊急事態が発生する前に人々と関係を築いておくことで，緊急時もフォローしてもらいやすくなる。

また，組織内のコミュニケーションを簡素化し，効率を高めておくことも必須である。複数の職員が情報の共有や編集ができるしくみを，時間の余裕のある平時に構築してお

こう。

　さらに，日頃から信頼できる情報源をフォローしたり，シェアしたりすることで，あなたの組織の信頼性が高まり，人々の知識を高めることもできる。シェアやリツイート，クロスポスティング等の「拡散行動」を協力機関と互いにとり合うことで，信頼性の高い情報源の連立ができ，より多くの人々によい情報を届けられるようになるのだ。

2-5　緊急事態への対応中に情報発信する際に覚えておきたいこと

❶正確性は重要だが，スピードも重要である

　緊急事態対応を担う情報提供者がソーシャルメディアの活用を避けたがるのは，正確性を考えてのことかもしれない。しかし，緊急時において，確実な情報のみを発信する平時の対応を続けると，情報の公開が遅れ，甚大な混乱と被害を引き起こすことになりかねない。緊急時においては，迅速さも重要となることを忘れてはならない。

　緊急事態対応を担う情報提供者が，「最新情報が得られたらすぐに知らせる」と住民に約束しながらも，公式文書の公開まで待つことは多い。ソーシャルメディアを活用することで，約束通り「すぐに」最新情報を提供することができる。

❷質問に答えることが，「尊重」の証となる

　ソーシャルメディアの特徴は，双方向の対人コミュニケーションであることだ。このため，伝えたい情報を一方的に投稿するのではなく，人々に質問されたらできるだけ回答するようにしよう。人々の質問に回答することは，人々の想いを尊重している証となる。

　また，正しさだけでなく，人間味のある回答を心がけよう。思いやりと共感の気持ちをもって，人々の懸念や心配の気持ちに寄り添うことが重要である。そうすることで信頼を獲得し，頼りにされる情報源になり得る。

　もし，不確実な状況下で，人々の質問に対する答えがなかったとしても，「それを解明するために，いま，誰と協働で，何をしているか」等を説明することが重要である。くれぐれも，見なかったことにして無視したり，推測で間違った回答をしたりしないように気をつけよう。

❸衝動的に投稿しない

　多様なタイプのコメントに対応できるように，「いつ（何を優先して），どのように回答するか」，あなたの組織の方針を決めておこう。そうすることで，効率的に情報発信することができる。

　また，情報発信する前に，特に繊細な課題については，「組織の世評に責任のある広報担当者」「情報が組織の方針に反していないかを確認する担当者」「科学的に正しいかを確認する専門家」の少なくとも3人体制でその文章を確認することにより，トラブルを防ぎやすくなる。

❹科学的専門情報をわかりやすく提供する

ソーシャルメディアを利用している情報の受け手の側に，科学的知識があるわけではないことを意識しよう。ソーシャルメディアを通じて情報発信する際には，「簡単な言葉を使う」「一方的に投稿するのではなく，双方向で対話する」「新たな情報についても，まず基本から説明する」「その緊急事態に詳しい専門家に最初から関わってもらう」ということが重要だ。

補足説明が必要だと思ったら，記者に連絡し，専門的な内容の説明をするのも1つの方法だ。そうすることで，報道される内容がより正確になるだけでなく，ソーシャルメディアの投稿の補足説明もしてもらえる。

さらに，他の公衆衛生や危機管理の協力機関等の信頼できる情報源が有用なメッセージを発信していたら，遠慮なく拡散しよう。

❺誤った情報がやりとりされていたら正す

緊急事態においては，噂やデマが生じやすい。COVID-19のパンデミックの際には，WHOが「インフォデミック」という言葉をつかって，デマ情報への注意を促したが，ソーシャルメディアの発達により，この傾向はより強まっている。

誤った情報が，ソーシャルメディアでシェア・リツイートされていることがあるとき，その投稿を読み飛ばすことはおすすめできない。なぜなら，そうしたデマや誤った情報を放っておくと，「やっぱり真実なのだ」等という憶測を招くからである。

信用される情報提供者であるためには，誤った情報が流れたら，即座に正すことが重要である。まだ広まっていない段階で正すことで，情報の混乱を抑制することにつながる。

❻コミュニティ・エンゲージメントの姿勢をもつ

ソーシャルメディアには，対話，参加，つながり等の社会的（ソーシャル）な特性がある。この特性を活用して，コミュニティ・エンゲージメントの姿勢をもって，「何が起きているのか」，情報をオープンに提供し，高い透明性を保持することが重要である。「どのようにその決定が下され，どのような対応がなされているのか」，プロセスを伝えるのだ。そして，「私たちならこの困難を乗り越えられる」というムーブメントを醸成していくことを目指そう。ソーシャルメディアは，解決への方向性を関係者に示し，協力を求めるのに理想的なツールなのである。

他にも，危機の影響を直接受けた被災者に，現地にいるからこそわかる重大な情報を知らせてもらうというのも，ソーシャルメディアを用いて協力を求めるよくある例だ。双方向コミュニケーションの特性をもつソーシャルメディアだからこそ，解決に向けて「意味がある」と思える行動の方向性を示し，協力を得ることができるのである。

その際，被災者への感情的なサポートもするとよいだろう。人間味のある交流は，「一緒に課題を解決していこう」という動きにつなげるために重要なのである。

引用・参考文献

1）サーベイリサーチセンター．東日本大震災「宮城県沿岸部における被災地アンケート」．2011 年．https://www.surece.co.jp/wp_surece/wp-content/uploads/2017/10/20110311_miyagi.pdf（2020 年 3 月 14 日アクセス）

2）サーベイリサーチセンター．【緊急調査】新型コロナウイルス感染症に関する国民アンケート．2020 年．https://www.surece.co.jp/research/3282/（2020 年 3 月 14 日アクセス）

3）小木曽健．震災で人命を救うスマホと SNS の巨大潜在力．東洋経済オンライン．2016 年 4 月 21 日．https://toyokeizai.net/articles/-/114752（2020 年 7 月 7 日アクセス）

おわりに

1　CERC の 6 原則と CERC リズムで求められる 3 つの行動からの振り返り

　ヘルスコミュニケーションスペシャリストとして，官公庁とともに保健事業に取り組むようになって早 20 年。国レベルから小さな町レベルまで，全国の様々な規模の組織と協働してきたこの年月を振り返ると，わが国の公衆衛生のレベルは他国に比べ決して劣るものではないと，つくづく思う。情報提供も，とても丁寧だ。しかし，緊急事態が発生すると，その対応の質以上に批判されていることに気づく。

　なぜ情報提供しているのに，批判されるのか？

　それは，CERC で重要とされるポイントを押さえた，人々の信用と信頼を獲得するためのコミュニケーションがとられていないからだ。

　COVID-19 のパンデミックや福島第一原子力発電所事故等，過去の緊急事態で不満や不信感が高まった場面を振り返ると，情報提供者が CERC でやってはいけないとされる，CERC の 6 原則（5 頁参照）に反する以下の行動をとっていたことに気づくのではないだろうか。

・確実な情報のみを発信しようとして，情報提供が遅れる。
・「情報提供者はすべてを知っていて間違えない」という姿勢をとる。
・命と健康を守る上での最善の意思決定をするために重要な情報であっても，一部の情報を非公開にする。
・不確実な段階では，人々の不安や懸念に気づいていても反応しない。
・推奨している行動が不明瞭であったり，矛盾していたりする。
・業務に集中し過ぎて，被害を受けた人々を尊重することを忘れる。

　また，CERC リズムの全段階のコミュニケーションで求められる 3 つの行動（9 頁参照）に反する，以下の行動をとっていたことにも気づくだろう。

・人々に理解と協力を求めながらも，内々で対応方針を決め，決定事項のみを一方的
　に伝える。
・緊急事態への対応について透明性のある説明をせず，意思決定に必要な情報であっ
　ても非公開にする。
・提供する情報の内容や表現，タイミングやスポークスパーソン，対応等が適切かを
　確認するための評価をおこなっていないため，不適切な場合でも，改善がなされない。

　適切に情報提供しなければ，混乱をもたらし，被害の拡大や状況の悪化につながりか
ねない緊急時には，人々の不満や不信感が高まりやすいものだ。このため，コミュニケー
ション戦略もなく，収集した情報を伝えるだけでは，誤解や批判が起こりかねない。
　また，そうした場合に，その矢面に立たされるのは現場の職員である。緊急事態が起
こるたびに，行政や保健医療の現場で直接住民対応に当たっている職員から，そのやる
せない想いをどれだけ聞いただろう。
　そこで，この状況をなんとか改善したいという想いから，本書を執筆した。

2　緊急事態発生時に適切なコミュニケーションをとるための Q & A

　緊急事態による時間的な制約があるなかでも，CERC の原則や行動戦略を意識するこ
とで，情報提供者としての信用と信頼を獲得できる。また，CERC リズムの時系列の段
階に応じて，人々に求められるコミュニケーションを予測し，それに沿って対応するこ
とで，混乱のなかでも人々に秩序を感じさせることができる。そうすることで，命と健
康を守る上での最善の意思決定をしてもらい，完璧とは言えない選択をも受け入れても
らいやすくなるのである。
　「はじめに」で，以下のことがわからないから，緊急事態発生時に適切なコミュニケー
ションをとるための準備も実践もしようがないのではないかと述べた。本書をここまで
読み進めてくださった読者なら，すでにご理解いただけていると思うが，ここで，これ
らの質問の答えを書いておこう。

> **Q1**　時間の経過とともに，状況や，リスクやその管理方法についての説明内容が変わ
> るなかで，人々に矛盾を感じさせることなく，一貫性をもって説明するためには，
> どうしたらよいのか？
>
> **A**　毎日，スポークスパーソンが，状況やその事態への対応，リスクやその管理方法等
> についての最新情報を伝え続けることがポイントである。また，状況が変わるにつ
> れて，推奨するリスク回避・軽減行動が変わる場合には，カギとなる考えを一貫さ
> せた伝え方をすることが重要である。

Q2 不確実なことが多いなかで，誰が，いつ，何を伝えたらよいのか？

A 緊急事態対応を担う情報提供者が，最初に，わかっている範囲でリスクとそのリスク回避・軽減行動について伝え，現在おこなっている対応について説明することがポイントである。確実にわかっていることだけでなく，現段階ではわからないことや「その解明のために，誰と，何をしているか」というプロセスを伝えることが重要である。またその際，被災者や現場の対応者等をはじめ，人々にまず共感の言葉を述べることを忘れてはならない。

Q3 緊急時には，情報を単純化して理解し，直感で判断しやすくなるが，そうした状態の人々に，どう説明したらよいのか？

A 短く，簡潔明瞭に，肯定的な表現で，一貫性をもって，繰り返し説明することが，ポイントである。

Q4 緊急事態発生直後の初動期と，緊急事態の最中ではあるが少し状況が落ち着いた維持期に，人々が必要とするリスク情報の違いとは？

A 初動期は，リスクについて断片的にしかわからず，時間的な余裕もないなかで，提供できる情報も限られていることが多い。わかっている範囲でリスクとそのリスク回避・軽減行動を伝えると同時に，「いま，どのような対応がなされているのか」を説明することがポイントである。
他方で，維持期では，リスクやその背景情報についての詳細説明をする必要が出てくる。また，置かれている状況や立場，理解度等の属性や特徴で人々を分類し，各対象者に合わせた情報提供が求められる。さらに，緊急時には噂やデマも発生しやすいので，維持期にはそうした噂の処理もしなくてはならない。

Q5 緊急事態発生時に適切なコミュニケーションをとるために，平時にどのような準備をしておけばよいのか？

A 災害・危機管理計画だけでなく，CERC 計画を策定し，組織内外で協力体制を築き，情報公開の承認プロセスを決定しておくことが重要である。
また，「もしここで緊急事態が発生したら，被災者，現場の対応者，メディア等はそれぞれどのような情報を必要とするか」という視点で，ひな形となるメッセージの下案を作成し，それが適切か，各対象者からフィードバックをもらっておくことも必須である。

3　CERC を実践に活かすことの重要性

　多くの読者は CERC の重要性に共感してくださっていることだろう。ただし CERC は実践に活かさなければ，意味がない。
　CERC の生みの親である米国で，COVID-19 のパンデミック対応時に，情報提供者

である米国政府が，国民に秩序を感じさせ，命と健康を守る上での最善の意思決定へと導くことができたかと言えば，決してそうとは言えない。初動期から，米国政府と国立アレルギー・感染症研究所やCDCを含む専門機関との情報の調整や協働がうまくできなかったことは明白で，国民が一致団結して解決に向けての行動をとるべきときに，人種差別やヘイトクライム，公共の場でのマスク着用に反対するデモ等の社会的分断を感じさせる出来事が多発し，2020年8月には，COVID-19による累計死亡者数が15万人以上という事態となった。

他方で，本書でgood practiceとして紹介したシンガポールやニュージーランドでは，理論を自国の状況に合った形でうまく応用し，国民の理解と協力を得て，COVID-19による死亡者数を低く抑え，現段階では国民からの高い評価が得られている。

理論は，理解するだけでなく，実践に活かすことが重要である。そこで本書の内容を，ぜひ緊急事態の対応で活かしてみてほしい。情報提供しているのに，人々の不満と不信感が高まるということには，もうならないはずだ。

4　謝辞

さいごに，本書は，多くの方々の温かいご支援があったからこそ，世に出すことができた。

本書の意義に賛同し，COVID-19対応でご多忙を極められるなかで対談や推薦をしてくださった，独立行政法人地域医療機能推進機構の尾身茂理事長に，まず，心からの感謝の気持ちをお伝えしたい。新型インフルエンザ等対策閣僚会議新型インフルエンザ等対策有識者会議会長兼新型コロナウイルス感染症対策分科会会長等として，わが国のCOVID-19対策を導かれてきた尾身先生は，当初より，リスクコミュニケーションの観点から戦略的に情報提供をおこなうことの重要性を述べられていた。WHOが「COVID-19」と命名した翌日の2020年2月13日に開催された記者クラブでの会見ですでに，①毎日の感染者数など断片的な情報だけでなく，一般の人々に全体像（含：よい点，心配な点，わからない点）が理解できる説明が求められること，②状況が変化した場合には，その都度，可及的速やかに全体像をわかりやすく説明をすること，の重要性を述べられていたが，これらはまさに，CERCで重視されているポイントでもある。尊敬する尾身先生に推薦していただき，この上なく光栄に感じている。

米国ミシガン州立大学大学院のわが恩師，Kim Witte先生。COVID-19のパンデミック下において，Witte先生が本書の価値を最初に信じてくださったからこそ，このチャレンジングなトピックスについて，勇気をもって最後まで書き上げることができた。

シンガポール情報通信省のシニアコンサルタント，K U Menon博士からは，シンガポールのコミュニケーション戦略をご教示いただいた。加えて，緊急時に科学の健全性を確保した上で科学的助言を入手し活用するための，事前の合意形成の重要性について

も教えていただき，深い学びが得られた。

　ニュージーランド・カンタベリー地方の Alistair Humphrey 医務官，Radio New Zealand（RNZ）の John Barr 氏と Rowan Quinn 氏にも深謝する。Humphrey 医務官には COVID-19 のパンデミック初動期における情報の一本化に向けたニュージーランド政府の調整の動きについて，Barr 氏と Quinn 氏には緊急事態における政府とメディアの協力関係，特に協働しながらも報道の独立性を保つというバランスのとり方について，それぞれご教示いただいた。

　和歌山県福祉保健部の野尻孝子技監。COVID-19 のウイルスの性質も，リスクの大きさも，管理方法も不確実なことが多かった 2020 年 2 月初旬，迅速かつ適切なリスク評価をし，専門家として県の感染症対策の指揮をとられていた野尻技監に直接原稿をご確認いただけたことで，より正確かつ詳細な情報を紹介することができ，深謝している。

　逆境を成長につなげる福島県立福島高校の素晴らしい教育について教えてくださった皆様。福島高校スーパーサイエンス部の部員の皆様の今後の活躍が楽しみである。

　その他，good practice についてご教示・ご確認くださった皆様のおかげで，正確な情報を紹介することができた。

　有事の際に，住民の命と健康を守るために，最前線で活躍される公衆衛生・保健医療関係者の皆様にも感謝したい。皆様との 20 年間の協働の日々のなかで，特に東日本大震災や福島第一原子力発電所事故，COVID-19 のパンデミック発生時の皆様の体験と想いを知らなければ，CERC について書籍としてまとめ，本分野の道を切り拓かねばならないという強い使命感は生まれなかっただろう。

　執筆時に身近で支えてくれた仲間と家族にも感謝している。

　そして，大修館書店の笠倉典和氏。笠倉氏のおかげで，「CERC を知らないがために，緊急事態発生時に適切なコミュニケーションがとれずに人々の理解や協力が得られないという，この状況をなんとか改善したい」という私の願いを形にすることができた。

　さいごに，読み終えてくださった読者の皆様へ。

心からの感謝の気持ちを込めて。

COVID-19 のパンデミック下の 2020 年 8 月
江戸時代の危機である天然痘やコレラの予防や治療，情報提供に尽力された緒方洪庵先生の適塾の傍にある，グローバルヘルスコミュニケーションズのオフィスにて。筆者も「道の為」に貢献できたらと願う。

蝦名玲子

[著者紹介]

蝦名　玲子（えびな　りょうこ）
保健学博士・ヘルスコミュニケーションスペシャリスト

1997年米国ミシガン州立大学卒業後，人々の恐怖感情をコントロールするメカニズムを解いたリスクコミュニケーションモデル「The Extended Parallel Process Model」を開発したKim Witte教授に師事し，1999年ミシガン州立大学大学院にて修士号（コミュニケーション学）を取得。2010年東京大学大学院にて博士号（保健学）を取得。日本公衆衛生学会認定専門家。
国立医療・病院管理研究所（現国立保健医療科学院）等，複数の医学系研究所で勤務後，2002年にグローバルヘルスコミュニケーションズを設立。ヘルスコミュニケーションスペシャリストとして官公庁とともに保健事業に取り組む。日本健康教育学会代議員等の学会役員，消費者庁等の官公庁の委員や自治体の政策策定アドバイザー，東京大学や順天堂大学等の複数の大学の客員／非常勤職を兼任・歴任。平時のリスクコミュニケーション活動として，電磁界情報センターの教育現場における電磁界の知識啓発検討会委員も務めた。クライシス・緊急事態リスクコミュニケーション活動としては，東日本大震災後に日本公衆衛生学会主催公衆衛生活動の遂行能力向上セミナーや日本栄養士会災害支援栄養チームリーダー育成研修をはじめ，支援者教育に取り組む。また，クロアチアで旧ユーゴ紛争生存者研究や支援活動，「公衆衛生上の緊急事態におけるリスクコミュニケーション」（アジア欧州財団・ノルウェー総合研究審議会主催，日本外務省協賛）の国際会議への招聘等，グローバルな活動もおこなう。
関連著書は，『ヘルスコミュニケーション：人々を健康にするための戦略』（ライフ出版社），『困難を乗り越える力：はじめてのSOC』（PHP新書），『生き抜く力の育て方：逆境を成長につなげるために』（大修館書店）等。
Official Website：https://dr-ebina.themedia.jp/

クライシス・緊急事態リスクコミュニケーション（CERC）
──危機下において人々の命と健康を守るための原則と戦略

© EBINA Ryoko, 2020　　　　　　　　　　　　　　NDC498／xiv, 97p／26cm

初版第1刷──2020年10月20日

著者────蝦名玲子
発行者───鈴木一行
発行所───株式会社 大修館書店
　　　　　　〒113-8541　東京都文京区湯島2-1-1
　　　　　　電話 03-3868-2651（販売部）　03-3868-2297（編集部）
　　　　　　振替 00190-7-40504
　　　　　　[出版情報] https://www.taishukan.co.jp

装丁者───小口翔平 ＋ 加瀬梓（tobufune）
本文デザイン─CCK
印刷所───広研印刷
製本所───牧製本印刷

ISBN978-4-469-26900-0　Printed in Japan